I0035238

LA
PHOTOMICROGRAPHIE

HISTOLOGIQUE ET BACTÉRIOLOGIQUE

PAR

J. CHOQUET

CHIRURGIEN-DENTISTE D. E. D. P. DE LA FACULTÉ DE MÉDECINE DE PARIS

PRÉPARATEUR A L'ÉCOLE DENTAIRE DE PARIS

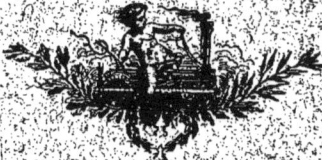

PARIS

CHARLES MENDEL, ÉDITEUR

118 ET 118 bis, RUE D'ASSAS

1897

Tous droits réservés

LA PHOTOMICROGRAPHIE

HISTOLOGIQUE ET BACTÉRIOLOGIQUE

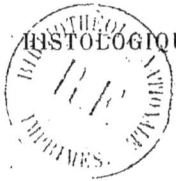

BIBLIOTHÈQUE NATIONALE IMPRIMÉS

DU MÊME AUTEUR

Deux cas de transplantations faites avec des dents sèches. (*Odontologie*, mars 1892).

De l'emploi des méthodes des Docteurs Weill et Kook pour la préparation des dents en vue de l'examen microscopique (*Odontologie*, août 1894).

Traité technique des préparations microscopiques à l'usage du dentiste. 1895. Sociétés d'Éditions scientifiques.

En collaboration avec M. Grimbert, professeur à l'Ecole dentaire de Paris : Bactériologie buccale. Présence du bacille d'Escherick dans la bouche. Communication au Congrès dentaire de Bordeaux ayant obtenu la Médaille d'or.

De l'asepsie du matériel opératoire en chirurgie dentaire. (*Odontologie*, février 1895).

LA
PHOTOMICROGRAPHIE

HISTOLOGIQUE ET BACTÉRIOLOGIQUE

PAR

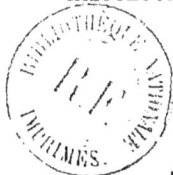

J. CHOQUET

CHIRURGIEN-DENTISTE D. E. D. P. DE LA FACULTÉ DE MÉDECINE, DE PARIS

PRÉPARATEUR A L'ÉCOLE DENTAIRE DE PARIS

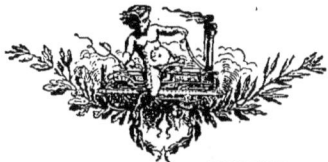

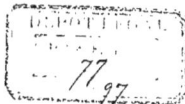

PARIS

CHARLES MENDEL, ÉDITEUR

118 ET 118bis, RUE D'ASSAS

—

1897

Tous droits réservés

PRÉFACE

—

Le travail que nous présentons aujourd'hui au lecteur est le résultat de plusieurs années d'essais et de tâtonnement répétés. Nous disons tâtonnements et nous insistons sur ce point, car, jusqu'à ce jour, il n'existait pas de traité de photomicrographie appropriée spécialement à l'étude de l'histologie et de la bactériologie. Nous avons voulu, en écrivant cet ouvrage, combler une lacune existant dans la littérature scientifique de notre pays, et nous espérons bien que, la plupart des difficultés de la photomicrographie étant aujourd'hui aplanies, les histologistes, ainsi que les bactériologistes, voudront bien accorder un peu plus d'attention à cette étude, qui est si attrayante.

Notre tâche était ardue, difficile, car, lorsque nous avons commencé à jeter les bases de ce travail, nous n'avions aucune donnée à notre disposition.

Il a fallu que notre attention fût un jour attirée par

quelques articles écrits dans *The Journal of the British Dental Association* et *the Dental Record*, par deux praticiens anglais émérites : MM. Hopewell Smith et Howard Mummery.

Grâce à eux, nous avons insensiblement pris goût à répéter leurs expériences, puis, nous les avons modifiées, augmentées et, par suite de ces modifications, de ces changements, nous avons ainsi mené à bonne fin notre travail.

Que MM. H. Smith et H. Mummery reçoivent donc ici l'expression de notre sincère admiration pour les travaux qu'ils ont faits et de notre profonde reconnaissance pour les bons conseils qu'ils nous ont donnés par la voie des journaux professionnels.

Nous ne saurions trop remercier notre éditeur, M. Charles Mendel, du soin qu'il a apporté à l'impression de notre ouvrage, et du luxe qu'il a bien voulu lui donner en reproduisant quelques-uns de nos clichés. Remercions aussi bien sincèrement nos excellents amis, Félix Drouin, un des auteurs des *Récréations photographiques*, Eugène Fache, chirurgien-dentiste à Toulouse, Clifford, correspondant, à Paris, de l'*American Register* et micrographe consommé, pour les bons conseils qu'ils ont bien voulu nous donner avec une si grande amabilité.

N'oublions pas, dans nos remerciements, MM. Nachet, Clément et Gilmer, Prazmowsky, Wiessnegg, Reichert,

Swift and Son, Ross, Baker, Leitz, Cogit, pour la complai-
sance qu'ils ont eue de mettre à notre disposition les
planches représentant les divers appareils utilisés en
photomicrographie.

Remercions, enfin, le lecteur de l'attention qu'il veut
bien porter à la lecture de notre ouvrage, nous mettant
à son entière disposition pour lui fournir les renseignements qui pourraient lui être utiles.

Paris, mai, 1896.

49, avenue de la Grande-Armée.

CHAPITRE PREMIER

UTILITÉ DE LA PHOTOMICROGRAPHIE DANS LES RECHERCHES D'HISTOLOGIE ET DE BACTÉRIOLOGIE

L'Histologie et la Bactériologie ont acquis aujourd'hui un tel développement que celui qui veut se livrer à l'étude de ces deux sciences doit, pour le faire avec fruit, posséder tous les moyens propres à lui faciliter ses recherches.

A notre avis, il ne suffit pas de conserver une notion vague et pour ainsi dire mal définie de la structure de telle ou telle partie de l'organisme, de la conformation de telle ou telle bactérie.

Il faut avoir continuellement sous les yeux la reproduction exacte et absolument parfaite des préparations que l'on a étudiées et que l'on se propose d'étudier à nouveau.

Avec le microscope seul, il y a d'abord perte de temps, (surtout s'il s'agit de bactéries), pour retrouver la partie de la préparation que l'on sait présenter de l'intérêt.

Puis, cette partie intéressante se présentant de nouveau sous le champ de l'objectif, comment la comparer avec fruit avec une autre espèce, présentant à peu près les mêmes caractères morphologiques?

Malgré toute l'attention que l'on pourra prêter à cet examen, et par suite de la perte de temps résultant des deux

1

comparaisons, il existera toujours une certaine confusion, un certain oubli de quelques fins détails qui, de prime abord, ne semblent pas présenter d'importance, mais qui, cependant, par suite d'un examen plus approfondi, comme seules peuvent le permettre deux épreuves photomicrographiques, les différencient complètement.

Nous pourrions aussi, il est vrai, comparer ces deux préparations au moyen d'un dessin obtenu avec la chambre claire; mais, avec cet instrument, on ne peut guère obtenir que le contour des tissus *et encore le grossissement employé ne doit-il pas être très fort;* de plus, on est toujours tenté d'ajouter quelques fioritures, quelques détails qui n'existent pas, tandis qu'avec la photographie on peut être assuré que ce que reproduira l'épreuve sur papier sera l'expression exacte de la vérité, si laide soit-elle.

La photographie seule nous permettra de distinguer des éléments que notre œil est incapable de percevoir, et nous mettrons, en comparaison, moins de temps pour faire une bonne photomicrographie que nous n'en aurions mis pour faire un dessin avec la chambre claire.

De plus, les épreuves, une fois terminées, pourront être réunies par séries, par classes, par ordres, et celui qui possédera une semblable collection pourra, sans fatigue et sans perte de temps, contrôler à chaque instant tel ou tel sujet qui lui semblera présenter de l'intérêt.

Il aura des données qui lui permettront de compléter ses travaux, de compulser, de comparer, de réfuter certaines théories qu'il suppose erronées.

En un mot, il aura entre les mains un instrument hors ligne, grâce auquel il lui sera possible d'augmenter dans de notables proportions son bagage de connaissances scientifiques.

En France, malheureusement, à part quelques-uns tels que le Dr Roux, de l'Institut Pasteur, M. Moitessier, Vialanes,

Huberson, ils sont peu nombreux ceux qui, non seulement se passionnent pour la photomicrographie, mais encore s'en occupent, tandis qu'en Amérique, en Angleterre, en Allemagne, les savants, les praticiens même, dans n'importe quelle branche de la science, ont compris tout le parti que l'on pouvait retirer de ces deux merveilleux appareils que nous avons aujourd'hui à notre disposition :

Le microscope et la chambre noire.

Ils ne reculent pas devant l'achat d'instruments coûteux, car ils savent qu'ils auront vite regagné les quelques centaines de francs qu'ils auront dépensées, non seulement au point de vue pécunier, mais encore et surtout au point de vue scientifique.

C'est l'Angleterre surtout qui tient la place pour la finesse des travaux et des préparations microscopiques et photomicrographiques. La plupart des associations, pour ne pas dire toutes, ont créé des sections spéciales de micrographie et emploient fréquemment le microscope ou la lanterne à projection pour augmenter l'intérêt des communications qui sont présentées.

De plus, il existe des journaux spéciaux, tels que celui de *The Postal microscopical Society*, journaux qui sont envoyés aux membres de cette Société en même temps qu'une boîte contenant des préparations microscopiques.

Chaque membre peut conserver celles-ci trois jours seulement; puis, il doit les adresser par la poste à un autre membre de la Société, en inscrivant, sur un livre qui accompagne les préparations, les observations qu'il peut avoir à faire soit sur le montage, soit sur le mode de coloration employée, soit sur tout autre sujet.

De cette façon, les micrographes faisant partie de cette Société sont constamment tenus au courant des plus petites innovations, et l'on peut dire, sans crainte de contradiction, que ce sont les Anglais qui, pour tout ce qui a trait à la

microscopie et à la photomicrographie, tiennent aujour-
d'hui le haut du pavé.

Est-il besoin, dans notre profession, de citer le nom des :
Ch. White, Howard Mummery, Hopewell Smith, Caush,
Campion, Andrew, Underwood, Léon Williams', Baker,
Pringle, à qui l'on doit des travaux de toute beauté sur l'his-
tologie de la dent, travaux dont l'intérêt est encore décuplé
par l'accompagnement de splendides photomicrographies?

Faut-il citer l'*Atlas d'Histologie Dentaire* de Carl Rose et
Gysi en Suisse?

Les planches de photomicrographie qui accompagnent les
études du Dr Miller, de Berlin, sur les microbes de la
bouche?

L'*Atlas photomicrographique des Bactéries*, de G. Itzerrot et
F. Niemann, en Allemagne ?

Les préparations si réussies des divers degrés de l'inflam-
mation pulpaire de J. Arkovy, de Buda-Pesth ?

Celles sur l'implantation des dents du Dr Schéff, de
Vienne?

Les épreuves sur le même sujet de Paolo Carreras, en
Italie ?

Les travaux de Black, Woodward et de tant d'autres praticiens émérites, en Amérique?

Trop longue serait la liste, s'il nous la fallait donner complète, de tous ceux qui se servent de la photomicrographie
pour faciliter la compréhension des recherches scientifiques.

Aussi, le but de cet ouvrage est-il de chercher à vulgariser, à répandre parmi les histologistes, les bactériologistes,
les étudiants, le goût de cette science si intéressante et si
utile qu'est la photomicrographie.

Nous savons par nous-même à combien d'obstacles nous
nous sommes heurté, lorsque nous avons commencé nos
recherches, et les sommes de travail et d'argent que nous ont
coûtées nos essais.

Aussi espérons-nous que ce modeste travail, en aplanissant une grande partie des difficultés qui pourraient surgir, pourra être de quelque utilité à ceux qui seraient tentés de nous imiter, et peut-être à la science française pour se mettre au niveau des autres nations qui, dans cette branche, lui ont indiqué la route à suivre.

CHAPITRE II

DES INSTRUMENTS NÉCESSAIRES. — MICROSCOPES.
CHAMBRES NOIRES.

Les deux instruments indispensables à celui qui veut s'occuper de photomicrographie sont :

Le microscope ;

La chambre noire.

Nous ne ferons pas l'injure au lecteur de lui décrire ces deux appareils : ils sont trop répandus aujourd'hui.

Néanmoins, sans vouloir les décrire en entier, serons-nous obligé de nous appesantir tout particulièrement sur quelques-unes des parties qui les composent, car, si les détails de la pratique purement photographique ou ceux de la pratique purement microscopique sont connus, l'ensemble de ces deux pratiques réunies présente forcément quelques lacunes que nous allons essayer de combler.

Procédant par ordre, occupons-nous tout d'abord du microscope.

Celui qui veut reproduire, par la photographie, une préparation quelconque, peut donner à son microscope deux positions : ou lui conserver la position verticale, suivant qu'il sera fixe, ou bien lui donner la position horizontale, suivant qu'il sera ou non à renversement.

Ces deux dispositifs ont chacun leurs avantages, suivant

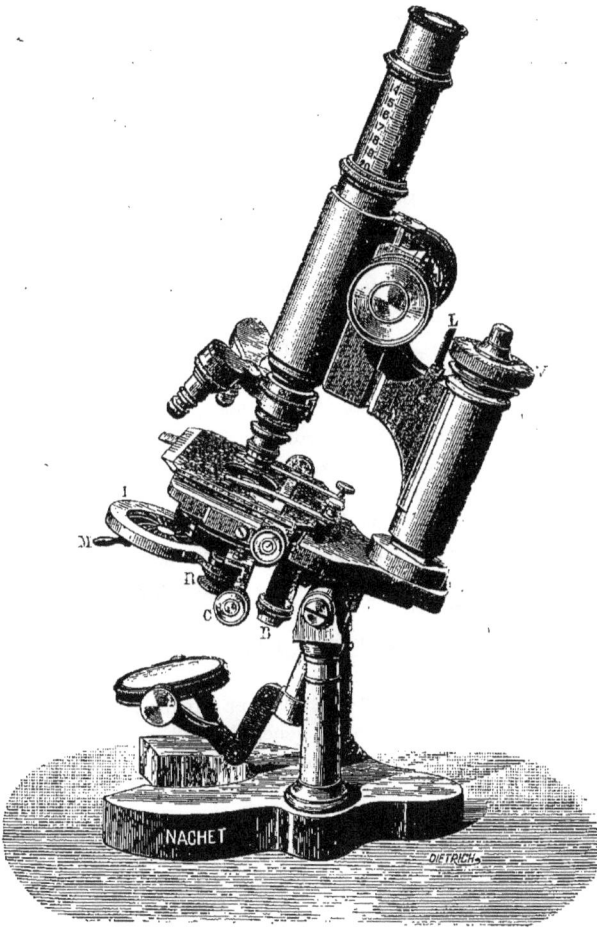

NACHET

DIETRICH

FIG. 1.

que l'on aura affaire à des préparations solides ou à des préparations liquides et aussi suivant que l'on aura affaire à des grossissements plus ou moins forts; cependant, après plusieurs années d'essais, et, quoique dans un ouvrage antérieur, *Traité technique des préparations microscopiques à l'usage du dentiste*, nous nous soyons déclaré partisan des appareils verticaux, c'est à la position horizontale que nous donnons la préférence, tout en faisant cependant quelques restrictions que nous expliquerons au fur et à mesure que l'occasion s'en présentera.

Le seul moyen de concilier toutes les idées sera donc, à notre avis, de posséder un microscope pourvu du mouvement de renversement. De cette façon, si l'on ne dispose que d'une chambre verticale, on pourra s'en servir avantageusement; et de même, si l'on ne possède qu'une chambre horizontale, pourra-t-on employer cette dernière, grâce à l'inclinaison du microscope.

En règle générale, le statif ou pied du microscope doit être, dans ce cas, aussi bien assis que possible, de façon que, lorsque l'on place à angle droit avec ce statif la partie supérieure ou corps, l'ensemble du microscope n'ait pas une tendance à se renverser en arrière.

Ceci est un point essentiel auquel on doit porter une grande attention.

La plupart des bons microscopes, en particulier les grands modèles de Nachet (*fig.* 1), Reichert (*fig.* 2), sont très lourds et ne présentent jamais l'inconvénient que nous venons de signaler.

On peut leur reprocher cependant de manquer de coquetterie et de paraître un peu lourds d'ensemble.

Le dernier modèle de Nachet (*fig.* 3), de même que les microscopes spécialement appropriés à la photomicrographie, tels que ceux de Swift et Baker, à Londres, sont beaucoup plus coquets et présentent une stabilité parfaite. Il est

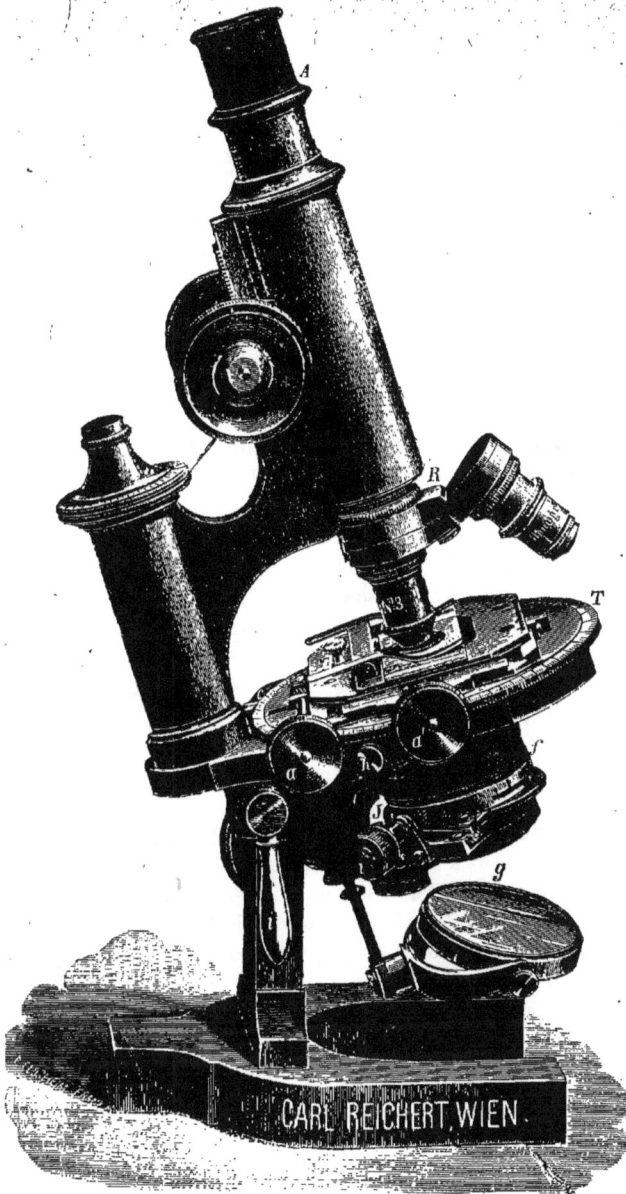

CARL REICHERT, WIEN.

Fig. 2.

vrai que, pour ces deux derniers, le plateau sur lequel ils reposent pour être reliés à la chambre noire est disposé de telle sorte que, par suite de l'écartement existant entre les branches de leur pied, il leur est absolument impossible de bouger, une fois qu'ils ont été mis en place.

Ceci posé, avant d'entreprendre la description des divers appareils employés en photomicrographie, disons quelques mots du microscope lui-même, de la manière de l'employer et des soins qu'il faut lui donner pour le conserver en bon état.

Nous devons à l'obligeance de MM. Cogit, représentants, à Paris, de la maison Leitz, l'autorisation de reproduire les instructions suivantes pour l'emploi des microscopes.

LES OBJECTIFS. — Les systèmes d'objectifs du microscope en forment la partie la plus importante; leur nombre dépend des observations que l'on désire faire. Ils se divisent en systèmes à sec et à immersion. Les systèmes à sec les plus forts peuvent être munis d'une correction permettant de mouvoir la lentille supérieure, c'est-à-dire de modifier sa position d'après l'épaisseur des couvre-objets.

La correction est, par contre, tout à fait superflue pour les objectifs à immersion homogène à huile, vu que l'indice de réfraction de l'huile, que l'on livre avec ces systèmes, est égal à celui des couvre-objets. Les systèmes à immersion diffèrent de ceux à sec en ce que, pour les observations, l'on verse une goutte d'huile sur le couvre-objet de la préparation et sur la lentille frontale de l'objectif, ce qui se fait généralement au moyen d'une petite tige de verre. Une fois les observations terminées, il faut nettoyer soigneusement l'objectif avec un linge très doux ou avec de la peau de daim ou de chevreuil.

Les avantages que présentent les objectifs à immersion à huile consistent en ce que l'on évite la réfraction des rayons

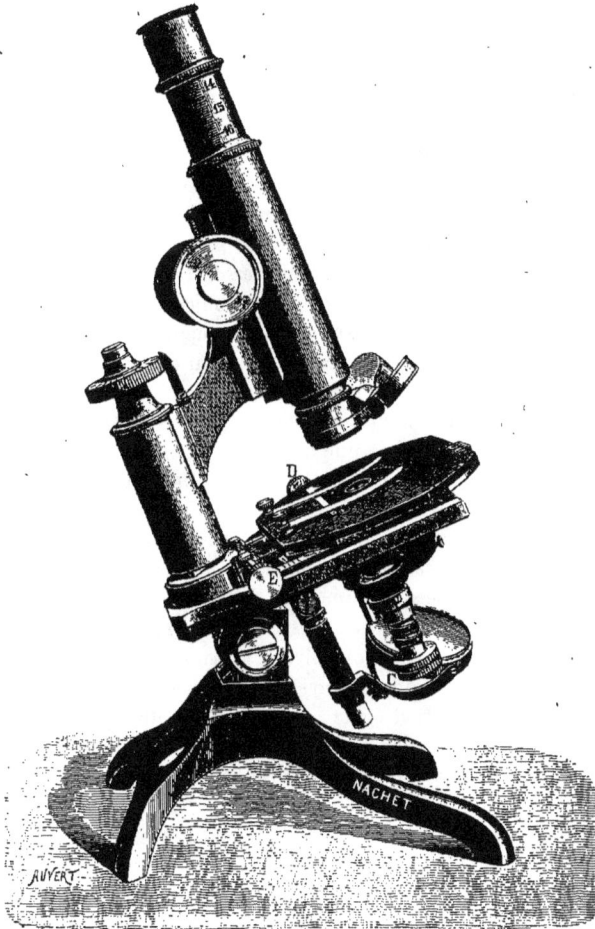

FIG. 3.

lumineux par l'air ; l'huile et le verre du couvre-objet ayant le même indice de réfraction, il s'ensuit que le cône lumineux qui pénètre dans l'objectif est beaucoup plus intense, et la puissance de résolution, bien supérieure à celle des systèmes à sec ; d'autre part, avec les objectifs à immersion, l'épaisseur des couvre-objets peut varier dans des limites bien plus considérables, sans que l'image en soit altérée, vu que cela revient tout à fait au même, si un couvre-objet mince et une couche d'huile épaisse se trouvent entre la préparation et l'objectif, ou *vice versâ*. Les observations ci-dessus s'appliquent également aux objectifs apochromatiques en général ; ceux-ci se distinguent des objectifs ordinaires en ce que l'aberration chromatique y est mieux corrigée, ce qui provient de ce que l'on emploie, pour les construire, du fluorite et des sortes de verre à faible réfraction, il s'ensuit, toutefois, que la fabrication en est beaucoup plus compliquée. Les images étant aussi plus claires et sans couleurs spectrales secondaires, l'on peut faire usage d'oculaires plus puissants qu'avec les objectifs ordinaires. C'est, en particulier, le cas pour les objectifs à sec ; par exemple avec un objectif de 4 millimètres, distance focale, donnant avec un faible oculaire un grossissement égal à celui de l'objectif n° 6, l'on peut obtenir, en faisant usage des nouveaux oculaires compensateurs, un grossissement et une puissance de définition égale à ceux de l'objectif n° 9. Il est donc possible d'atteindre avec un seul objectif achromatique des grossissements que l'on ne saurait obtenir qu'avec deux objectifs achromatiques différents.

Les objectifs apochromatiques donnent aussi pour la microphotographie et la projection de meilleurs résultats que les objectifs achromatiques. La table 1 indiquera au microscopiste la puissance, la distance focale, l'ouverture numérique, etc., des différents systèmes d'objectifs.

TABLE I

Objectifs		Distance focale	Ouverture numérique	Test-objets	Remarques
Achromatiques	Apochromatiques	mm			
N° 1		44	0,09		Les lignes en longueur sont visibles avec un fort oculaire.
N° 2		30	0,14	Écailles de Macroglossa	Les lignes en longueur sont nettement visibles, celles en largeur sont légèrement visibles.
N° 3		18	0,28	et d'Hipparchia Janira.	Les lignes en longueur et en largeur sont visibles.
N° 4	16	16	0,30		Tous les détails sont très nets.
		10	0,45		De même
	8	8	0,65		Les hexagones de Pl. ang. sont visibles à la lumière oblique.
N° 5		5,8	0,77		Les lignes sont légèrement visibles à la lumière directe.
N° 6		4,4	0,82	Pleurosigma angulatum	Les lignes sont nettes à la lumière directe.
	4	4,0	0,93		Le réseau est tout à fait défini; montre nettement les microbes avec le condenseur.
N° 7		3,2	0,87		Le réseau est facilement défini.
N° 8		2,6	0,87		De même.
N° 9		2,2	0,90		De même.
1/12		2,0	1,35	Surirella gemma, Grammatophora macilenta.	Sur. g. est bien défini avec condenseur ouvert et éclairage direct.
	2	2,0	1,35	Amphipleura pellucida.	Am. p. est défini avec lumière favorable et éclairage oblique.

(Left margin, Achromatiques group: « Systèmes d'objectifs à sec » ; bottom group: « Immersion homogène ».)

MISE AU POINT DES OBJECTIFS. — Il y a deux sortes de mise au point : l'une dite approximative et l'autre exacte. Pour les grands instruments, la mise au point approximative se

fait par un pignon et une crémaillère et pour les microscopes petits et moyens, en glissant et tournant lentement le
tube dans une enveloppe métallique. La mise exacte au point
se fait au moyen de la vis micrométrique qui se trouve sur
la colonne. La table suivante II indique à quelles distances
les différents objectifs doivent se trouver de la préparation
pour obtenir l'image ; il est bon de se familiariser avec ces
indications.

TABLE II

Objectifs de Leitz Nº	Distance focale	Distance des objectifs à la surface du couvre-objet
Systèmes à sec 1	44 mm.	45 mm.
3	18 »	7 »
5	6 »	1,5 »
7	3,2 »	0,35 »
9	2,2 »	0,20 »
Imm. homog. 1/12	2,2 »	0,20 »

Le commençant pourra, au moyen de cette table, mettre
de faibles objectifs au point sans trop de difficultés. Pour
travailler avec de puissants objectifs, l'on abaisse ceux-ci de
telle façon que la lentille frontale touche presque le couvre-
objet, ce que l'on peut facilement contrôler en plaçant l'œil
à l'un des bords de la platine, de sorte que le regard rase la
surface de celle-ci. Il faut procéder très lentement, afin que
ni l'objectif ni le couvre-objet ne risquent d'être endom-
magés. Après les avoir ainsi rapprochés, l'on fait remonter
lentement le tube jusqu'à ce que l'image apparaisse.

ECLAIRAGE. — Un ciel couvert et clair en même temps
donne la meilleure lumière pour les observations, tandis
qu'un ciel sans nuages est moins favorable. Par contre, il

faut éviter généralement la lumière solaire directe. Pour travailler à la lampe, l'on place une tablette de verre bleu sur le diaphragme. Avec les faibles grossissements, jusqu'à cent fois environ, l'on emploiera le miroir plan et, pour les grossissements plus forts, le miroir concave. Les diaphragmes à grandes ouvertures sont pour les faibles grossissements, tandis que ceux à petites ouvertures sont pour les forts grossissements. Outre l'éclairage direct, l'on peut aussi employer l'éclairage oblique ; celui-ci présente certains avantages et permet de distinguer les détails que l'on ne saurait apercevoir autrement.

Pour l'obtenir, l'on enlève le chariot et le diaphragme des instruments ayant le diaphragme cylindrique (avec les microscopes à diaphragme à plaque circulaire, l'on emploiera la plus grande ouverture), puis l'on place le miroir plus ou moins obliquement à l'axe optique, en sorte que la lumière qu'il réfléchit éclaire la préparation.

L'on obtient aussi cet éclairage d'une autre manière, avec le diaphragme à plaque circulaire, en plaçant la plus grande ouverture de telle façon qu'elle ne se trouve que partiellement au-dessous de celle de la platine ; le nombre des rayons lumineux qui y passent se trouve ainsi réduit.

Pour obtenir de grands cônes lumineux, l'on emploie le condenseur d'Abbe avec le miroir plan exclusivement. Avec les systèmes à sec, l'on n'ouvre qu'à moitié ou pas même le diaphragme iris ; tandis qu'on l'ouvre entièrement quand l'on travaille avec les systèmes à immersion ou pour observer des préparations colorées et granulées (bactéries).

En plaçant le diaphragme excentriquement au moyen du pignon et de la crémaillère qui se trouvent de côté, l'on peut examiner la préparation à la lumière oblique, et, en faisant tourner le porte-diaphragme, on peut l'éclairer successivement de tous les côtés. Le mécanisme vertical à crémaillère permet de monter ou descendre tout l'appareil, de sorte que l'on peut diriger le cône lumineux le plus avantageusement possible sur la préparation.

Si l'on désire travailler sans le condenseur d'Abbe, l'on peut facilement l'enlever et le remplacer par le diaphragme cylindrique, en ayant soin auparavant de sortir le porte-diaphragme, ce qui a lieu en faisant tout d'abord tourner horizontalement ce dernier autour de l'axe qui le supporte.

COUVRE-OBJETS. — L'influence des couvre-objets dans les observations microscopiques, bien que souvent négligée, est pourtant des plus importantes. Un objectif, corrigé par des couvre-objets d'une épaisseur de $0,17^{mm}$, ne saurait l'être en même temps pour des couvre-objets plus épais ou plus minces. Ces différences, à peine appréciables avec de faibles objectifs, augmentent à mesure que l'on emploie des grossissements plus forts. Un objectif 7 par exemple, avec un faible oculaire et éclairage direct, résoud parfaitement bien une préparation de pleurosigma angulatum, ayant un couvre-objet de $0,17^{mm}$, tandis qu'avec le même objectif, l'on ne voit qu'à peine les réseaux desdits pleurosigma, si le couvre-objet a une épaisseur de $0,10^{mm}$ [1].

[1] Il est donc tout à fait nécessaire de s'assurer de l'épaisseur des couvre-objets des préparations que l'on achète, si l'on veut juger avec celles-ci de la valeur d'un système d'objectif. Les préparateurs sont toujours bien disposés à les munir de couvre-objets ayant l'épaisseur voulue et de l'indiquer en chiffres sur les test-objets. Ces indications doivent être d'autant plus exactes que les préparations sont plus difficiles à résoudre. Il est également essentiel de savoir si elles sont montées à sec ou au baume de Canada, pour le cas où il s'agirait de fines structures. Enfin, il faut encore remarquer que des diatomées de la même espèce diffèrent beaucoup les unes des autres au point de vue de la structure de leur enveloppe, quand elles sont d'origine différente ou même identique. Par exemple les pleurosigma angulatum que l'on recueille sur les côtes françaises n'ont pas un réseau aussi fin que ceux de la mer du Nord; ce qui fait que les préparations de ce genre, provenant de Bourgogne à Paris sont plus faciles à résoudre que celles de H. Boecker à Wetzlar et de Möller à Wedel.

Nous avons cru devoir nous étendre quelque peu sur ce point, vu qu'il n'est rien moins qu'indifférent à l'opticien, quand les microscopistes trouvent un objectif médiocre, alors qu'il faut en rechercher la cause tout à fait en dehors de celui-ci.

Les objectifs que nous construisons sont corrigés pour une épaisseur de couvre-objets de 0,17ᵐᵐ. Les test-objets que l'on livre avec chaque microscope ont des couvre-objets de cette épaisseur.

Afin d'annuler leur influence sur l'image, l'on peut munir les plus forts objectifs à sec d'une correction; celle-ci permet de modifier la position des lentilles au moyen d'une vis, selon l'épaisseur des couvre-objets, sans que l'image disparaisse, vu que les lentilles supérieures seules changent de place, tandis que la lentille frontale reste fixe. L'on peut donc employer avec ces systèmes d'objectifs à correction, dans une certaine mesure naturellement, des couvre-objets d'épaisseurs différentes, ce qui n'est pas possible avec des objectifs à monture fixe.

Toutefois, ce fait a beaucoup perdu de son importance, depuis que l'on peut obtenir des couvre-objets de toutes les épaisseurs possibles; d'autre part, le tube à tirage permet de réduire la différence à un très petit minimum et sert moins à augmenter ou à atteindre un grossissement donné qu'à annuler l'influence de couvre-objets d'épaisseurs différentes. La plupart des statifs en sont munis.

Un tube, que l'on peut allonger et raccourcir à volonté permet, en effet, d'employer des couvre-objets d'épaisseurs différentes et cela même dans des limites assez grandes, ce que l'on peut déjà remarquer avec un objectif de 6 millimètres environ de distance focale; si celle-ci diminue, l'influence qu'exerce la longueur du tube augmente proportionnellement. Si, par exemple, un objectif de 2-4 millimètres de distance focale est corrigé pour des couvre-objets de 0,17ᵐᵐ d'épaisseur, l'on peut cependant employer, si on a soin de raccourcir le tube, des couvre-objets de 0,25ᵐᵐ et, par contre, si on le retire entièrement, des couvre-objets de 12 d'épaisseur. Les commençants qui désireraient étudier l'influence qu'exerce la longueur du tube sur la

2

clarté et la netteté des images pourront employer dans ce
but·chaque test-objet compliqué, en particulier le pleuro-
sima angulatum.

Ainsi qu'il a déjà été remarqué plus haut, la correction
est tout à fait superflue pour les objectifs à immersion à
huile.

L'OUVERTURE NUMÉRIQUE. — Autrefois l'on exprimait la
puissance de résolution ou de définition des systèmes d'objectifs en indiquant leurs angles d'ouverture et cela suffisait
entièrement, alors que l'on ne connaissait que les objectifs
à sec. Il n'en fut plus ainsi une fois que l'on commença à
construire, tout d'abord les objectifs à immersion à eau,
puis ceux à huile. C'est à peine si l'angle d'ouverture a pu
être élevé, car l'opticien réussit rarement à atteindre 130°
ou davantage, pas plus pour les systèmes à sec que pour
ceux à immersion. Par contre, il fut possible d'augmenter
l'intensité du cône lumineux, pénétrant dans l'objectif, par
le fait que la réfraction des rayons, sortant du couvre-objet,
diminue quand l'on fait usage d'objectifs à immersion à eau
et disparaît même entièrement avec ceux à huile.

L'on exprime mathématiquement ce qui précède comme
suit : ouverture numérique ou aperture, soit $Ap = n . \sin u$;
u indique la moitié de l'angle d'ouverture, et n, l'indice de
réfraction de l'air ou du liquide servant de médium entre
le couvre-objet et la lentille frontale; donc :

pour les systèmes à sec $n = 1,00,$
pour les systèmes à imm. à eau $n = 1,33,$
et pour les systèmes à imm. à huile $n = 1,52.$

La table ci-dessous permet de comparer les apertures de
chaque sorte de système pour un même angle d'ouverture :

$$Ap = n.\ sin\ u.$$

Angle d'ouverture 2 u	10°	20°	30°	40°	50°	60°	70°	80°	90°	100°	110°	120°	130°	140°
Système à sec n = 1,00	0,09	0,18	0,26	0,34	0,42	0,50		0,64	0,71	0,77	0,82	0,87	0,91	0,94
Immersion à eau n = 1,33	0,12	0,24	0,35	0,46	0,56	0,66		0,85	0,94	1,02	1,09	1,15	1,20	1,25
Imm. hom. à huile n = 1,52	0,14	0,26	0,40	0,52	0,64	0,76	0,87	0,98	1,07	1,16	1,24	1,32	1,38	1,43

VALEURS MICROMÉTRIQUES. — Une division du micromètre oculaire, valant 1/10 de millimètre, est égale, avec :

l'objectif 1, à 0,059 millimètres de l'objet,
— 2, à 0,027 — —
— 3. à 0,017 — —
— 4, à 0,011 — —
— 5, à 0,0049 — —
— 6, à 0,0037 — —
— 7, à 0,0027 — —
— 8, à 0,0022 — —
— 9, à 0,0019 — —
Imm. $^1/_{12}$, à 0,0018 — —
— $^1/_{16}$, à 0,0014 — —

Objectif apochromatique 16, à 0,0015 millimètres de l'objet
— — 8, à 0,0075 — —
— — 4, à 0,0036 — —
— — 2, à 0,0018[1] — —

[1] Pour ces mesures, le micromillimètre = 0,001 millimètre sert généralement d'unité.

Voici comment il faut comprendre cette table : une division du micromètre-oculaire, divisé en $1/10$ de millimètres (Catalogue de 1890, n° 61, 5 millimètres $=$ 50 divisions; oculaire-micromètre n° 70, 10 millimètres $=$ 100 divisions), couvre une partie de l'image d'un objet dont la grandeur est égale aux valeurs indiquées ci-dessus pour les objectifs.

En mesurant, il faut toujours avoir soin d'opérer avec une longueur de tube de 160 millimètres ; celle-ci s'étend depuis le pas de vis de l'objectif jusqu'à la lentille supérieure de l'oculaire.

Les valeurs micrométriques ci-dessus sont mesurées avec l'oculaire II et ne changent presque pas avec les autres oculaires.

Exemple : Une écaille donnée d'Hipparchia Janira, mesurée avec un objectif 6, a une longueur égale à 50 divisions; la longueur véritable est donc $50 \times 0,0037 = 0,185^{mm}$. La largeur correspond à 18 divisions; donc la largeur réelle est de $18 \times 0,0037 = 0,067^{mm}$.

La même écaille, mesurée avec un objectif apochromatique 16, a une longueur égale à 12 et une largeur égale à 4,7 divisions.

$$\text{Longueur} : 12 \times 0,015 = 0,180^{mm}.$$
$$\text{Largeur} : 4,7 \times 0,015 = 0,070^{mm}.$$

Un exemplaire de pleurosigma angulatum, comprenant, avec l'objectif 4,   23 divisions,
$$— \quad 6, \quad 68 \quad —$$
$$— \quad 7, \quad 95 \quad —$$

aura donc une longueur réelle de :

$$23 \times 0,011 \ \ = 0,253^{mm}.$$
$$68 \times 0,0037 = 0,251^{mm}.$$
$$95 \times 0,0027 = 0,256^{mm}.$$

Observations générales. — Pour ce qui concerne les recherches microscopiques et les soins à donner à l'instrument, l'on ne saurait donner ici que quelques notions destinées particulièrement aux commençants.

Les médecins, les botanistes, etc., ne peuvent guère se passer d'un bon traité concernant les recherches de ce genre, et nous ne pouvons que leur recommander les excellents ouvrages des autorités en matière de microscopie.

Quand l'on observe à la lumière directe, l'on place, sans autre dispositif, l'objet préparé sur la lamelle de verre ou porte-objet. Par contre, si l'on emploie la lumière réfléchie par le miroir, il est nécessaire que l'objet soit préparé avec soin et, si l'on travaille avec de forts objectifs, il faut y ajouter un liquide susceptible d'en augmenter la clarté, comme l'eau, la glycérine, etc.

Il faut également recouvrir la préparation d'un couvre-objet, ce qui n'est pas nécessaire avec la lumière directe, ni avec de faibles objectifs.

Il est recommandable de s'habituer dès l'abord à rapprocher l'œil autant que possible de l'oculaire, à ne pas fermer l'autre et à ne pas toujours observer avec le même. Si la lumière est trop intense, on la modère avec les diaphragmes ; elle ne saurait, dans ce cas, que gêner dans les recherches et nuire à la vue.

Pour chaque observation, l'on commence avec de faibles objectifs pour passer ensuite aux systèmes plus forts, selon la nature de la préparation et le but que l'on poursuit. Il faut également garder une certaine mesure avec les oculaires : les plus faibles et les moyens tout au plus s'appliquent essentiellement aux recherches, tandis que les plus forts servent plutôt à mesurer et compter.

Il est facile de constater s'il y a de la poussière ou toute autre impureté dans l'instrument, en faisant tourner l'oculaire dans le tube ; si des grains de poussière s'y sont fixés, ceux-

ci suivront le même mouvement, et il faudra alors le nettoyer
ou bien changer d'oculaire. Si les oculaires sont propres, la
poussière peut se trouver plus bas, et l'on pourra le mieux
s'en convaincre en faisant tourner le tube à tirage sur son
axe.

Pour examiner les objectifs, on les tient à quelque distance de l'œil contre la lumière, et, s'ils sont propres, l'image
de la fenêtre apparaîtra claire et nette dans les lentilles.

L'on enlève la poussière avec un pinceau fin en soufflant
légèrement sur les lentilles. Si l'on ne parvient pas à les
nettoyer de cette manière, l'on prend un morceau de linge fin
qu'il faut humecter avec de l'eau, ou bien l'on souffle légèrement sur la lentille, que l'on a soin d'essuyer ensuite
avec le linge. Les taches, que l'on ne pourrait enlever de
cette façon, disparaîtront si l'on humecte ce dernier préala-
blement avec de l'alcool au lieu d'eau. En faisant usage de
matières chimiques, il faut particulièrement avoir soin
qu'elles n'atteignent les lentilles, ce que l'on évitera le plus
facilement en employant de grands couvre-objets ; si toutefois cela arrivait, il faudrait les nettoyer soigneusement
avec de l'eau et les sécher ensuite.

Il ne faut jamais dévisser une partie des objectifs pour
essayer d'obtenir d'autres grossissements ; chaque système
forme une combinaison fixe qui ne saurait être modifiée.

Avant et après avoir travaillé avec le microscope, il faut
examiner les objectifs oculaires et les nettoyer au besoin.

L'on maintiendra également le statif en bon état, en
graissant de temps en temps les vis et pas de vis avec une
huile exempte d'acide (huile d'os). Les taches s'enlèvent de
même avec un linge fin ou avec de la peau de daim ou de
chevreuil ; il faut avoir soin, dans ce cas, de frotter dans le
sens de la polissure et non pas en travers, sinon la laque qui
recouvre le métal pourrait être éraillée. Pour chaque partie
que l'on nettoie, et cela spécialement pour les objectifs et

oculaires, il est bon de réserver un linge spécial que l'on maintiendra à l'abri de la poussière.

Si l'on soigne le microscope comme ci-dessus indiqué, il se conservera parfaitement bien, et la partie optique, en particulier, restera toujours en excellent état.

Ceci dit, passons donc en revue les inconvénients que peut présenter chacune des dispositions verticale ou horizontale. Ce que l'on peut reprocher avec juste raison aux chambres noires disposées verticalement, c'est le manque de stabilité qui existe plus ou moins, *suivant le développement donné au soufflet,* dans la partie supérieure de l'appareil, c'est-à-dire juste à l'endroit qui doit posséder une immobilité absolument parfaite. Et ce manque de stabilité se produit principalement, pour ne pas dire toujours, lorsque, une fois la mise au point terminée, on remplace le châssis portant le verre dépoli par le châssis contenant la glace sensible.

Cet inconvénient se produit surtout lorsque ce même châssis est maintenu par des taquets ou des bandes de métal ou de bois qui servent à le maintenir en place et à l'empêcher de bouger. En outre, ce dernier a presque toujours un poids plus élevé que le précédent, et si la partie supérieure qui le supporte n'est pas très solidement fixée aux montants de l'appareil, il se produira forcément un mouvement d'inclinaison de la partie antérieure qui n'est pas fixée. Par suite de ce léger dérangement, quelquefois imperceptible, l'image que l'on avait mise au point aussi exactement que possible, ne se trouvant plus sur la même place, viendra floue au développement.

De plus, dans ces appareils verticaux, l'on est limité par le tirage du soufflet, « à moins de posséder des appareils spéciaux, comme ceux que nous décrirons plus loin », et, par suite, on est limité aussi pour l'agrandissement des épreuves que l'on se propose d'obtenir, surtout s'il s'agit d'histologie.

Comme il ne suffit pas de dire : telle disposition est mau-
vaise, et qu'il n'y a pas de règle sans exception, nous allons
décrire quelques-uns de ces appareils qui, nous le répétons
encore, quoique nous n'en soyons pas absolument partisan,
peuvent cependant donner et donnent même d'excellents
résultats.

Celui qui, comme disposition verticale, nous semble être
de tous le meilleur et le plus à recommander à ceux qui
disposent d'une pièce spéciale, c'est l'appareil que construit,
à Paris, l'ancienne maison Prazmowsky (*fig.* 4).

Avec cet instrument, on peut être assuré qu'en rempla-
çant le verre dépoli par le châssis à négatif, il ne se produira pas le moindre déplacement dans la mise au point.
Mais, d'un autre côté, vu la position verticale, pour peu que
l'on veuille donner un très fort tirage à la chambre noire
pour obtenir de grandes épreuves, on obtiendra bien le développement du soufflet, mais on sera obligé, pour effectuer la
mise au point, de monter sur un support quelconque, de
façon à être absolument à son aise.

A part ce léger détail, on ne peut que recommander cet
appareil, qui est tout indiqué pour les travaux de précision.
Comme le mécanisme est assez compliqué, son prix est relativement élevé.

Il se compose, à la partie inférieure, d'une sorte de table
portée par quatre pieds en fonte et assez écartés les uns des
autres pour donner une bonne fixité. Sur cette table, se
trouvent fixés quatre autres pieds, en fonte également, mais
plus longs que les premiers et qui servent à supporter la
chambre noire elle-même.

A la partie centrale de la table inférieure, se trouve une
platine sur laquelle vient reposer le microscope, platine qui
peut s'élever ou s'abaisser à volonté, au moyen d'une longue
vis à manette placée en dessous ; ce dispositif offre l'avantage de permettre l'emploi de n'importe quel microscope,

aussi bien ancien que nouveau, et c'est un détail qu'il ne faut pas dédaigner.

Au moyen de cette platine que nous venons d'indiquer, on peut élever le microscope, jusqu'à ce que la partie supé-

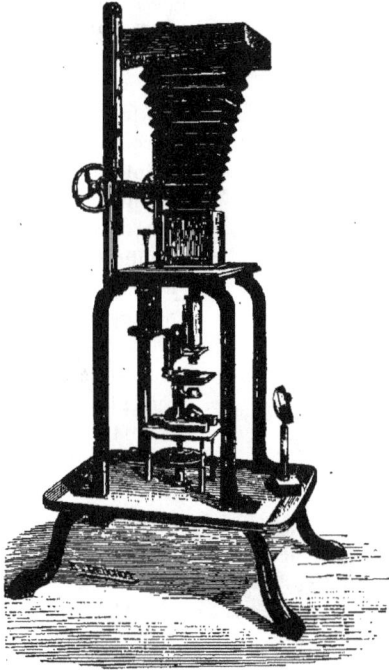

Fig. 4.

rieure portant l'oculaire vienne rentrer dans la partie infé-rieure de la chambre noire, laquelle partie, en forme de tube, est munie d'une garniture intérieure en velours, de façon à intercepter tout rayon lumineux qui pourrait, au moment du tirage, venir voiler la plaque ou, tout au moins, former sur la couche sensible un halo fort disgracieux.

En outre, lorsqu'on se sert d'un microscope muni d'une vis micrométrique, ce qui, entre parenthèses, est le cas de presque tous les instruments employés aujourd'hui, une tige traversant la table supérieure vient se mettre en contact avec le bouton de ladite vis micrométrique et permet ainsi la mise au point sans fatigue et sans tâtonnements. Du reste, nous aurons à revenir sur la description de cette tige de mise au point, lorsque nous nous occuperons des appareils horizontaux usités pour obtenir de très forts grossissements.

Le tirage de la chambre s'effectue au moyen d'une double crémaillère, qui glisse sur deux tiges de fonte, qui portent, à la partie supérieure et de chaque côté, une équerre qui servira à maintenir absolument horizontale la partie supportant la glace dépolie ou le châssis à négatif.

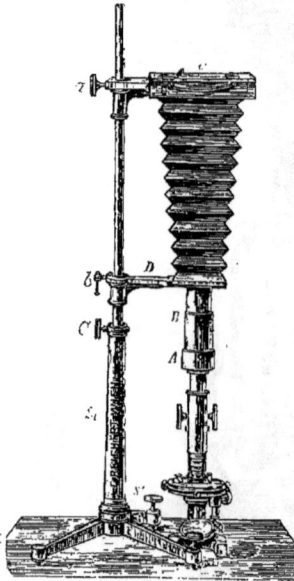

Fig.

Reichert, à Vienne ; Leitz, à Wetzlar, et Zeiss, à Iéna, ont construit chacun un modèle d'appareil photomicrographique, qui sont loin de valoir celui de la maison Prazmowsky. Ils sont néanmoins, du moins pour ce qui concerne le Reichert et le Leitz, d'un usage très pratique pour l'emploi de microscopes d'un moyen modèle, et, avec quelques jours de pratique, on arrive à obtenir avec ces instruments des résultats excellents.

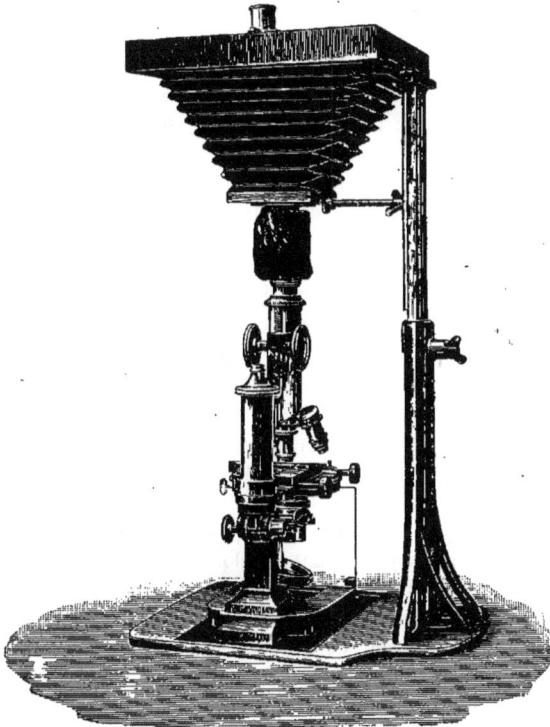

Fig. 6.

Ils ont, en tous cas, l'avantage d'être d'un prix très abordable, ne coûtant en moyenne que 120 à 150 francs.

Reichert a construit deux modèles d'appareil de photomicrographie : l'un, absolument vertical, et l'autre pouvant prendre à volonté, ou la position verticale ou bien la position horizontale.

Nous décrirons chacun de ces appareils successivement.

Le premier (*fig.* 5), dont nous avons à nous occuper, est essentiellement composé d'une sorte de trépied supportant une colonne en fonte ou en cuivre, sur laquelle vient glisser, à frottement doux, une large bague qui maintient toute la partie inférieure de la chambre noire, au moyen d'une vis de pression. La partie supérieure peut s'élever ou s'abaisser à volonté, car elle est fixée à une tige de cuivre qui, elle aussi, rentre à frottement doux dans la colonne que nous avons indiquée plus haut. Chaque extrémité du trépied est munie d'une vis calante, permettant d'obtenir un parallélisme parfait entre la lentille oculaire de l'oculaire et la glace sensible.

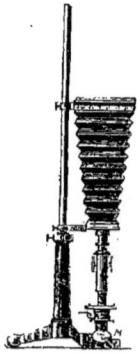

FIG. 7.

Nous plaçant au point de vue de la verticalité, nous préférons cependant l'appareil de Leitz (*fig.* 6), lequel, au lieu d'être monté sur un trépied, est monté sur une large et lourde plaque de fonte, et dont la chambre noire est supportée, non pas par une colonne, mais bien par une plaque de fer creusée, à la partie centrale et dans toute la longueur, d'une rainure en forme de trapèze dans laquelle vient glisser tout le corps qui supporte la chambre noire.

De tous les appareils verticaux de petit modèle, c'est à celui-ci que nous donnons certainement la préférence comme stabilité et facilité de maniement.

Le dispositif de Zeiss (*fig.* 7) se rapproche beaucoup de celui de Reichert, seulement il a l'avantage de permettre un tirage de soufflet beaucoup plus grand et, par conséquent, d'obtenir des épreuves d'un diamètre beaucoup plus grand aussi.

Le dernier appareil, construit par Reichert, est une heureuse combinaison d'un modèle vertical (*fig.* 8, 9) et d'un modèle horizontal (*fig.* 10) ; nous ne l'avons pas essayé, mais nous sommes absolument persuadé que, par suite de la disposition de la chambre noire, solidement fixée dans les montants, on doit obtenir une stabilité absolument par-

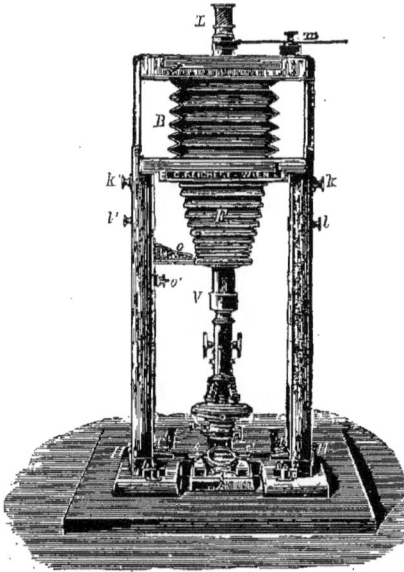

FIG. 8.

faite. De plus, on peut tout aussi bien employer avec cet instrument un microscope à renversement ou non.

On peut se rendre compte de l'ensemble de l'appareil dans l'une et l'autre position par les figures 8, 9 et 10.

Comme, au résumé, le but de ce travail est de vulgariser, de répandre l'emploi de la photomicrographie et que, d'un

autre côté, les très forts grossissements (4 à 5.000) ne sont
guère employés que par les diatomistes, nous conseillons à
ceux qui n'auraient pas de microscope à renversement et qui
voudraient s'occuper de photomicrographie, de choisir un
des appareils que nous venons de décrire. Ils en obtien-
dront certainement d'excellents résultats.

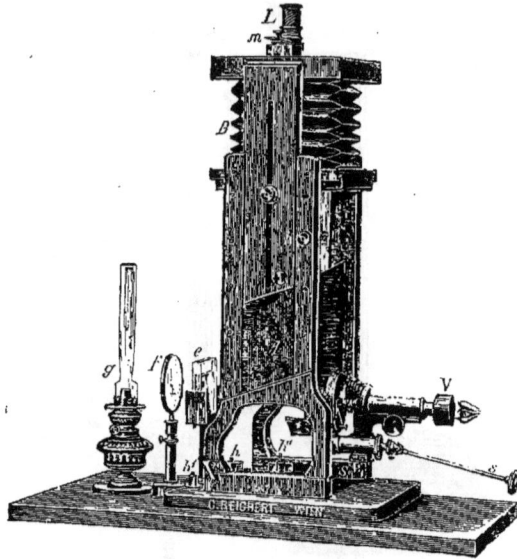

Fig. 9.

Si nous ne sommes pas tout à fait partisan de la disposition de la chambre noire placée verticalement sur le microscope, à plus forte raison ne conseillerons-nous pas l'emploi
de la disposition oblique, que l'on obtenait avec les anciens
appareils de Nachet et de Leitz.

Nous disons oblique; en réalité, nous devrions dire verticale inclinante, car, avec ces appareils, on pouvait obtenir depuis la verticale absolue jusqu'à l'horizontale presque complète. On perd trop de plaques avec de semblables appareils, non seulement par suite d'une mise au point qui varie continuellement lors du remplacement de la glace dépolie par le châssis négatif, mais encore par suite de l'inclinaison forcée et progressive de la totalité de l'appareil, si les écrous qui forment l'articulation du pied proprement dit et des bras de l'appareil ne sont pas serrés à fond.

Si l'on veut dépenser du temps et de l'argent, et se dégoûter à jamais de la photomicrographie, l'on n'a qu'à employer un appareil semblable.

Du reste, les fabricants ont parfaitement compris les inconvénients inhérents

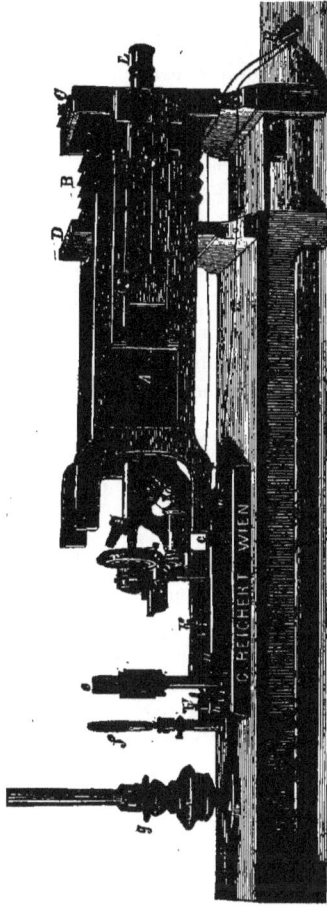

Fig. 10.

à cette sorte d'appareils obliques, car ils n'en construisent
plus aujourd'hui, s'étant entièrement localisés dans la construction d'appareils soit verticaux, soit horizontaux. Cependant la maison Nachet a réussi à créer un semblable appareil
très solide, et dans lequel l'inclinaison de l'ensemble, lorsque
l'on fait de la photographie oblique, est insensible, grâce à
un support spécial (*fig.* 11).

L'appareil est constitué principalement par une chambre
noire suspendue entre deux colonnes métalliques, fixées
solidement sur un plateau servant à recevoir le microscope.
Cette chambre noire est munie de deux oreilles N, N', réunies
aux manchons A, B, glissant librement sur les colonnes; elle
peut être fixée à une hauteur quelconque, par les vis de
pression H, H', afin d'obtenir les différents grossissements
dont l'emploi est nécessité par le diamètre ou la structure
des objets à reproduire. — La partie supérieure reçoit les
châssis, et la partie inférieure porte un soufflet S terminé
par une armature de tubes D et O, se raccordant avec le
corps du microscope et pouvant s'en séparer presque instan-
tanément. Cette disposition nouvelle et spéciale à cet appareil est constituée ainsi : les deux tubes D et O s'emboîtent
très librement, le premier étant fixé à l'extrémité du soufflet,
le second ajusté simplement par un système dit à baïonnette
sur la bague P attenante au corps du microscope; l'ajuste-
ment à baïonnette a l'avantage d'obturer exactement le corps,
et de permettre à ce tube de s'en détacher très facilement,
de façon que, si l'on veut séparer la chambre noire du microscope, il n'y a qu'à remonter le tube O dans le tube D, et à le
suspendre par les petits boutons latéraux glissant dans des
rainures.

Cette disposition nous permet ainsi d'isoler le microscope, pour pouvoir faire les manipulations préparatoires:
recherches et disposition de l'objet, éclairage, mise au
foyer, etc., etc.

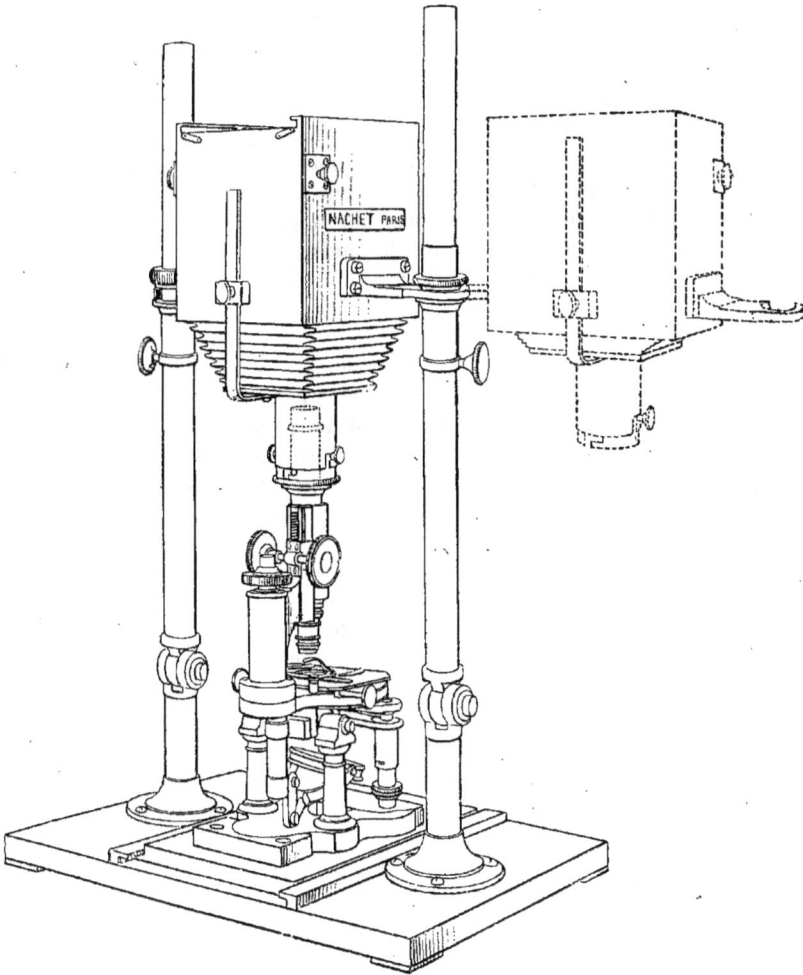

Fig. 11.

La chambre noire, suspendue par les deux bras N, N', peut pivoter autour du tube A et venir se placer latéralement. Pour lui permettre ce mouvement de déplacement, il suffit de dévisser un peu la bague molletée qui maintient l'oreille N' sur le manchon B. La chambre noire peut alors être rejetée à gauche, ou replacée exactement dans le plan qu'elle occupait d'abord. Le manchon B, sur lequel tourne l'oreille N', peut être fixé très solidement au moyen du bouton H. On conçoit que le travail avec le microscope placé sur la base de l'appareil est alors très facile, ces colonnes étant assez écartées pour ne pas gêner la tête et les mouvements des mains ; on peut, d'ailleurs, au besoin, abaisser la colonne de gauche B, pour dégager complètement le microscope.

Pour opérer photographiquement, il n'y a plus qu'à replacer la chambre noire au-dessus de l'instrument, et faire joindre l'extrémité du soufflet avec le corps du microscope, en laissant glisser le tube O, qui vient s'attacher à la rondelle P. Cette rondelle reste fixée au corps objectif ; elle peut recevoir le tube oculaire C, pour les observations normales, ou les oculaires de projection qu'on voudrait faire intervenir dans la production de l'image sur la glace sensibilisée.

Si, au lieu d'opérer verticalement, on veut incliner tout l'appareil, on applique une tige béquille qui s'ajuste en FF' sur le côté de la chambre noire, et s'appuie sur la table ; cette disposition a déjà été employée avec avantage. — Une règle V, attachée à l'extrémité du soufflet, permet d'arrêter celui-ci à toutes les hauteurs, pour que son poids ne porte pas sur le tube P.

La partie centrale du plateau glisse entre deux règles de métal, afin de centrer facilement le microscope dans toutes les positions que peut occuper la chambre noire en s'inclinant.

Tous les microscopes peuvent s'ajuster sur cet appareil, il suffit d'envoyer le tube porte-objectif, afin d'y appliquer la rondelle P.

Cet appareil est très bien fini, très solide, cependant, nous lui préférons encore un modèle plus petit, mais ne s'inclinant pas.

C'est pour cette raison que nous nous montrons ennemi aussi acharné de la position verticale, *lorsque la stabilité de la partie supérieure de l'appareil n'est pas absolument parfaite.* Autrement, si l'on a à sa disposition un instrument dont la rigidité est complète, comme les derniers modèles de Reichert et de Leitz, dont nous avons donné la description, on peut travailler sans inquiétude. Mais nous nous empressons d'ajouter que ces appareils ne sont utilisables au maximum que pour des plaques 13 × 18.

Avant d'entrer dans la description des appareils horizontaux, nous devons dire deux mots d'un dis-

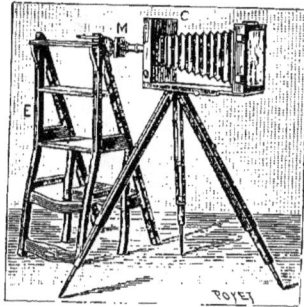

Fig. 12.

positif spécial permettant d'obtenir des épreuves à un faible grossissement. Ce procédé a été indiqué par notre excellent ami, M. Drouin, dans son ouvrage en collaboration avec M. Bergeret des *Récréations photographiques*.

Quoique, en général, on se rende mieux compte d'une explication par un dessin, nous préférons donner l'un et l'autre de façon qu'il n'y ait pas d'hésitation possible (*fig.* 12).

Dans ce cas, on utilise le microscope que l'on a à sa disposition, quel qu'en soit le modèle en le fixant horizontalement sur un escabeau au moyen d'une presse. Puis, on prend une chambre noire montée sur son pied, chambre noire dont on a enlevé l'objectif. On fait pénétrer l'oculaire du microscope dans l'ouverture ainsi obtenue, et on ferme

hermétiquement au moyen d'un anneau de toile noire, de
façon à intercepter tout rayon lumineux qui pourrait venir
impressionner la plaque sensible.

On fixe la préparation sur la platine du microscope au
moyen des valets, et l'on met au point comme pour un paysage ou un portrait. Le
reste des manipulations se
fait comme pour un cliché
ordinaire. M. Drouin re-
commande, et avec juste
raison, de n'employer ce
dispositif qu'avec le se-
cours de la lumière artifi-
cielle, de façon à toujours
avoir la même intensité
lumineuse, et de ne jamais
éclairer la préparation
d'une façon directe, mais
bien, au contraire, par
réflexion, en éclairant
l'objet à photographier
au moyen du miroir, que
vient éclairer une lampe
à pétrole.

Pour terminer la série
des appareils verticaux,
nous dirons deux mots
d'un appareil excessive-
ment simple et pratique,

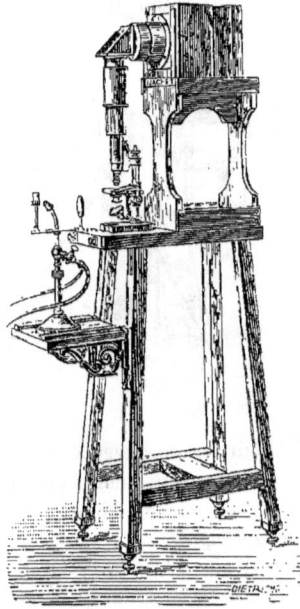

Fig. 13.

dû à l'ingéniosité de M. Aimé Girard, et qui permet de res-
ter assis et d'opérer toutes les manipulations nécessaires
dans le microscope vertical, à la longueur de bras et sans
fatigue aucune (fig. 13).

Les opérations de recherche, de mise au point, d'éclairage,

peuvent se faire avec la main, sans se déplacer et sans quitter l'image que l'on a devant les yeux. N'importe quel microscope peut être employé, grâce au support de l'appareil, et le raccordement de l'oculaire se fait avec un tube à angle droit, dans lequel on fixe un miroir plan argenté qui amène l'image dans la chambre noire.

De plus, le plateau inférieur, que l'on peut élever ou abaisser à volonté, peut recevoir tel éclairage que l'on jugera convenable, soit la lumière oxhydrique, soit la lumière électrique, soit l'albo-carbon ou encore le pétrole associé à l'oxygène, éclairages dont nous reparlerons plus loin, dans un chapitre spécial.

Cependant, nous nous empressons d'ajouter que l'emploi de cet appareil est très restreint, et se trouve, pour ainsi dire, localisé à la reproduction de préparations histologiques, macroscopiques.

Avant de décrire les divers appareils photomicrographiques horizontaux les plus usités, nous croyons devoir faire une remarque qui prouvera bien la supériorité de ceux-ci sur les autres de n'importe quelle espèce.

La plupart des histologistes, bactériologistes et surtout diatomistes, ne font usage que de ces appareils-là.

C'est avec un semblable que Zeiss a obtenu les épreuves si belles du *Pleurosigma angulatum* au grossissement de 4.900 diamètres.

C'est un appareil horizontal qu'emploie M. Pringle, en Angleterre ; c'est encore un appareil horizontal que préconise Zeiss, à Iéna, non seulement pour l'étude des diatomées, mais encore pour l'histologie et la bactériologie.

Nachet, à Paris, recommande, et avec juste raison, son grand appareil, si l'on a l'intention de faire quelque chose de fin et de beau. En un mot, l'horizontalité nous semble préférable à la verticalité, si l'on veut obtenir d'excellents résultats.

Mais définissons la conformation d'un de ces appareils.

Nous disons d'un de ces appareils, car tous sont basés sur le même principe et ont, à très peu de chose près, la même disposition, et, puisque nous sommes en France, parlons d'un fabricant français, Nachet.

Avec son grand appareil de photomicrographie (*fig.* 14), on peut obtenir un écartement de 2 mètres entre l'objectif du microscope et le verre dépoli.

Il est évident qu'avec un semblable tirage on obtiendra, surtout si l'on dispose d'un éclairage suffisant, des épreuves d'une grandeur et d'une netteté incomparables, car cet appareil est construit pour le tirage de la plaque entière, c'est-à-dire ayant comme dimensions 18 centimètres sur 24, mais, au moyen des intermédiaires, on pourra tout aussi bien obtenir des épreuves pouvant être contenues (si on en fabriquait) sur des plaques sensibles ayant le diamètre d'une pièce de 2 sous.

Mais, pour cela, trois conditions sont absolument nécessaires :

1° L'horizontalité absolue du microscope ;

2° La perpendicularité parfaite *du corps* du microscope avec la glace dépolie ;

3° Le parallélisme complet, par rapport au support de tout l'appareil, de l'ouverture de la partie antérieure de la chambre dans laquelle viendra se placer le corps du microscope portant l'oculaire et de la partie centrale du verre dépoli. En un mot, le centre de l'oculaire devra coïncider exactement avec le centre de la glace sur laquelle viendra se refléter l'image.

En règle générale, cette chambre est construite tout spécialement pour les microscopes sortant de la maison Nachet ; cependant, on peut employer n'importe quel autre instrument, mais à la condition expresse qu'il soit muni du mouvement à renversement et que l'axe de ce mouvement d'in-

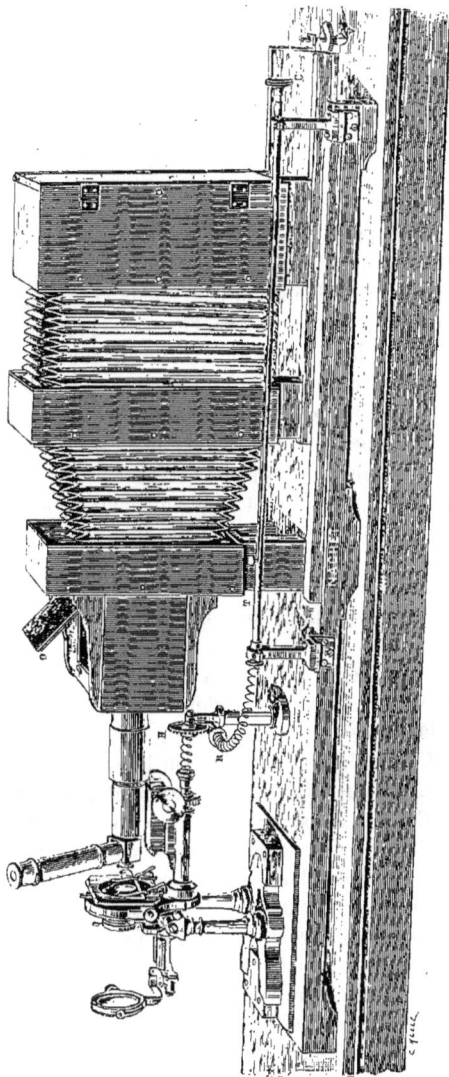

Fig. 14.

clinaison soit calculé de télle sorte que le microscope étant renversé en arrière, le corps proprement dit se trouve dans une position absolument horizontale et parallèle par rapport au dispositif qui supporte le tout et, en même temps, comme nous l'avons dit plus haut, absolument perpendiculaire au verre dépoli et à la base du stand.

Si l'on achète un appareil dans ces conditions, on n'aura à s'occuper que de donner la hauteur de l'axe du mouvement inclinant, tandis que, si l'on veut employer, comme c'est notre cas, une chambre que l'on aura construite soi-même, il faudra faire de nombreux essais avant d'arriver au résultat définitif.

L'appareil, comprenant la chambre et son support, étant placé dans une position absolument horizontale, ce dont on se rendra compte au moyen du niveau d'eau, il ne s'agira plus que de procéder par tâtonnements pour trouver le centre et l'horizontalité exacte du microscope.

M. Nachet a construit à cet effet une sorte de table munie de quatre vis calantes sur laquelle on place le microscope.

Mais, si l'on emploie une chambre d'un modèle différent, nous conseillons d'employer le moyen suivant et qui réussit forcément et donne le centre absolument exact, centre dans lequel viendra se refléter n'importe quelle projection, si petite fût-elle.

Il suffit simplement de tracer sur le verre dépoli deux diagonales, portant chacune d'un des angles du châssis qui le porte. Ces deux diagonales s'entrecroiseront forcément au milieu de la plaque de verre qui servira à effectuer la mise au point. On peut alors, avec un compas muni d'un crayon, tracer sur la surface dépolie des circonférences de diamètres différents qui serviront à voir si la projection est bien centrée. Une fois ceci fait, on remet le tout à la partie postérieure de la chambre noire et l'on prépare le microscope comme si on voulait l'employer pour obtenir une épreuve photomicrographique.

Puis, on rapproche la partie arrière de la chambre noire le plus près possible de la partie antérieure, de façon à obtenir sur la glace dépolie une projection aussi petite que possible. C'est alors que l'on peut se rendre compte si le microscope a bien l'horizontalité et la perpendicularité requises. Si tout est bien en place, on aura en projection une circonférence absolument nette dont le centre sera exactement situé à l'intersection des deux diagonales.

Si, au contraire, le microscope ne se trouve pas dans la position que nous avons indiquée, on obtiendra une image ellipsoïdale, soit dans le sens de la largeur, soit dans le sens de la hauteur.

Il faut alors faire manœuvrer le stand du microscope ou, plutôt, la tablette qui supporte ce dernier, en la portant à droite ou à gauche ou en l'élevant ou l'abaissant jusqu'à ce que l'on obtienne une image parfaite.

Dans les appareils tels que celui de Nachet, par exemple, on peut être assuré d'avoir une immobilité parfaite de tout le corps de la chambre, premièrement, par suite, de la bonne construction de cette dernière et, ensuite, grâce à l'immobilité complète de la partie antérieure, qui se trouve fixée au support. Mais il faut cependant employer un dispositif quelconque, pour que, une fois le microscope arrivé au degré d'horizontalité requise, il n'ait pas de tendance, par suite de la pesanteur, à se renverser en arrière.

Autrement, on aurait bien des chances pour obtenir une image ellipsoïdale, floue la plupart du temps, et ne donnant, par conséquent, aucun des détails que l'on se proposait d'obtenir.

A cet effet on peut ou bien resserrer les vis de la genouillère du mouvement inclinant, ou bien encore soutenir, comme le fait M. Pringle, le corps du microscope par un appui quelconque.

Si la projection lumineuse obtenue sur le verre dépoli a

été absolument centrée lorsque les deux parties composant la chambre étaient le plus rapprochées, on doit forcément obtenir les mêmes résultats (toutes proportions gardées), lorsque l'on donnera à la chambre noire un développement de 50, 70, 80 centimètres, ou même davantage.

Supposons donc maintenant que, notre microscope ayant été parfaitement centré, nous voulions reproduire sur la glace dépolie une préparation quelconque. Si nous avons un très fort tirage de la chambre noire, et qu'il s'agisse d'une préparation demandant, pour être bien visible, de très forts grossissements, par exemple le bacille de Koch, il nous sera bien difficile de mettre exactement au point sur la glace dépolie au moyen de la vis micrométrique.

A cet effet, tous les appareils photomicrographiques de précision sont aujourd'hui munis, sur un des bords, d'une tige motrice CT qui peut s'allonger ou se raccourcir à volonté et qui se trouve en relation avec une vis sans fin R, actionnant la roue H placée en face du bouton du mouvement lent et reliée à celui-ci par un ressort spécial à résistance calculée, de telle sorte que la communication soit instantanée et que, sans à-coup, et sans vibration, le mouvement lent soit mis en marche.

Grâce à cet appareil, on peut, tout en restant assis, et quoique se trouvant à 1 mètre ou 1^{m},50 de son objectif et, par conséquent, de sa préparation, mettre celle-ci au point.

Car il est excessivement rare, et l'on peut même dire que cela ne se produit jamais, que la mise au point du microscope corresponde exactement, du premier coup et sans retouche, à la mise au point du verre dépoli.

Comme notre intention, en écrivant cet ouvrage, a été de définir dans ses plus petits détails l'emploi du microscope associé à la chambre noire, nous tenons à attirer l'attention du lecteur sur un petit détail qui ne manque pas d'importance.

La préparation que l'on se propose de reproduire peut, une fois la mise au point terminée, ne pas présenter tout l'intérêt qu'on lui supposait posséder.

Si notre microscope est bien placé dans la position qu'il doit occuper et que nous voulions examiner une autre partie de la préparation que nous supposons plus intéressante, il nous faudra donc tout déranger pour effectuer une nouvelle

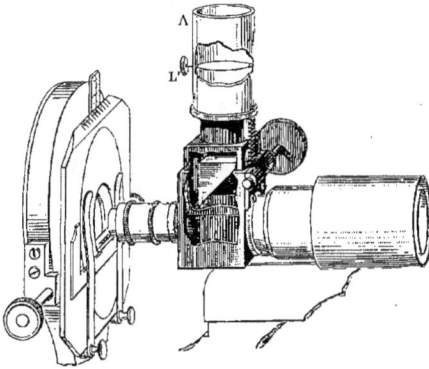

FIG. 15.

mise au point directement sur le microscope. M. Nachet a prévu le cas, et, tout en laissant le microscope relié à la chambre noire, nous pourrons effectuer une nouvelle mise au point au moyen d'un appareil spécial auquel on a donné le nom d'*appareil pour la vision simultanée des images sur la glace et dans l'oculaire* (*fig.* 15).

C'est un instrument qui, au moyen d'un prisme rectangle placé sur le parcours de l'image et pouvant glisser de façon à se trouver à volonté sur le parcours des rayons ou bien en dehors, donne, dans le premier cas, la vision dans le tube vertical qui est ajusté entre l'objectif et la partie terminale

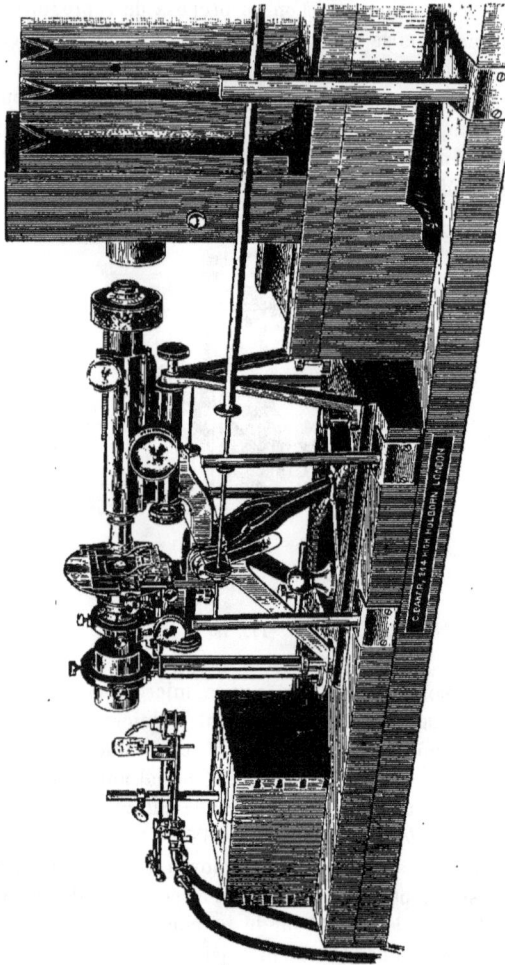

Fig. 16.

du tube, et dans, le second cas, laisse passer complètement l'image, qui va se réfléchir sur le verre dépoli.

Nous venons d'étudier les parties principales de l'appareil photomicrographique de Nachet et, comme nous le disions plus haut, d'après la description de cet appareil, le lecteur sait à quoi s'en tenir sur la confirmation des autres appareils horizontaux que nous avons mentionnés. Nous croyons cependant qu'il serait utile, avant de nous occuper des accessoires, de dire quelques mots de ces appareils, de façon que le lecteur soit absolument au courant des avantages et des inconvénients inhérents aux uns et aux autres.

Si nous nous occupons de l'appareil grand modèle de Baker (*fig.* 16), nous nous trouvons en présence de la même disposition de la chambre noire avec la seule différence que nous n'avons qu'un seul soufflet, tandis que, dans l'appareil de Nachet, nous en avions deux réunis par un châssis placé au milieu, lequel châssis empêchait ledit soufflet de se cintrer par suite de son allongement dans les très forts tirages.

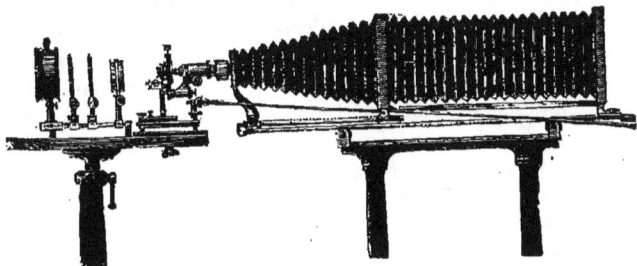

Fig. 17.

Celui de Zeiss (*fig.* 17) nous semble être, après celui de Nachet, le plus recommandable. On peut dire tout d'abord qu'il est en deux parties, dont chacune est supportée par une table en fonte.

La table antérieure, comme dans les appareils de Baker, Swift, porte tout l'éclairage (source lumineuse, lentilles, condensateurs, diaphragmes et microscope), tandis que la table d'arrière ne comprend absolument que la chambre noire, qui peut atteindre un développement de près de 2 mètres. Un des grands avantages de cet appareil, c'est que, grâce à son scindement en deux parties, et grâce surtout au mouvement de recul et d'avancement que possède la chambre noire, on peut, pour ainsi dire, se passer de l'appareil pour la vision simultanée que nous avons décrit plus haut.

En effet, la chambre noire, en glissant sur des sortes de galets, peut se retirer suffisamment en arrière pour que l'opérateur, une fois celle-ci séparée du corps du microscope, ait la place suffisante pour s'asseoir et examiner directement dans le microscope la préparation qu'il se propose de photographier.

Une fois celle-ci bien mise au point, il ramène la chambre en contact avec l'oculaire du miscroscope, puis il effectue la mise au point définitive sur la glace dépolie. Cet appareil présente, en outre, un grand avantage, qui est de se transformer à volonté en appareil vertical. Mais, si nous reprochons à l'appareil de Pazmonsky de nécessiter, de la part de l'opérateur, une surélévation sur un support quelconque, à plus forte raison ferons-nous le même reproche à ce dernier. Une mise au point rigoureuse, même à un faible grossissement et avec un petit appareil vertical, demande assez de temps pour que l'on comprenne facilement la fatigue que nécessiterait une mise au point de la part d'un opérateur placé à 2 mètres au-dessus de son miscroscope. De plus, à moins d'avoir à sa disposition une pièce spéciale, ce qui n'est pas toujours le cas, nous ne voyons pas l'utilité de semblables appareils, qui, nous le répétons, sont appropriés tout spécialement à la reproduction de diatomées.

L'appareil de Nachet est déjà d'un prix assez élevé; celui

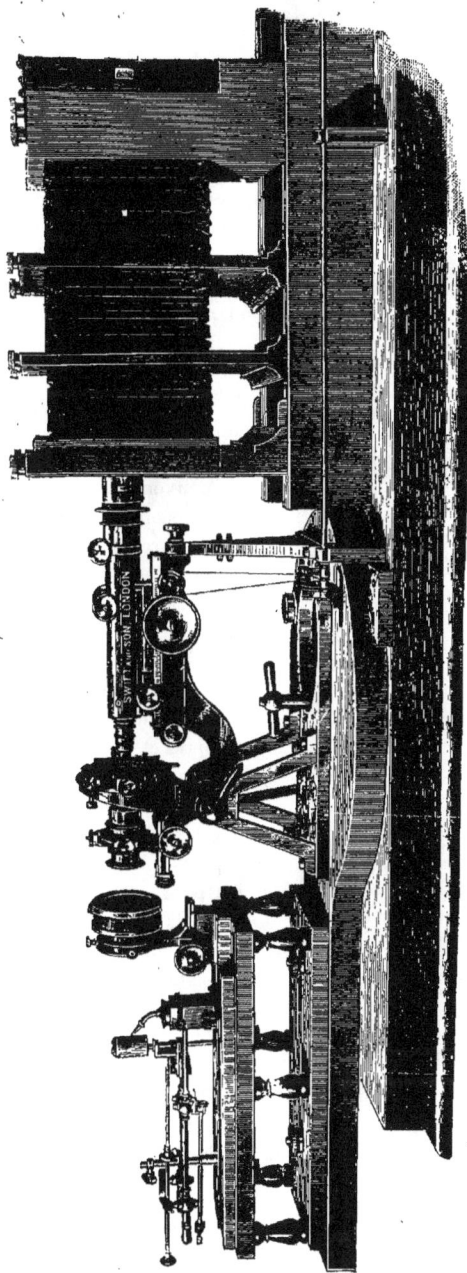

Fig. 48.

que nous venons de décrire, encore plus cher et, de plus, assez encombrant (du reste, comme tous les appareils de cette espèce). Puis, il est excessivement lourd, les deux tables étant entièrement en fonte. Néanmoins, comme il est à supposer que, pour employer des instruments aussi perfectionnés, ceux qui les possèdent ont un local spécial à leur disposition, nous ne pouvons faire autrement que de le recommander chaudement.

L'appareil de MM. Swift et Son, de Londres (*fig.* 18), diffère un peu des autres, en ce qu'ici la chambre noire comporte quatre châssis pour supporter le soufflet : l'antérieur, qui maintient le tube du microscope ; deux châssis médians et le châssis postérieur. Nous ne voyons pas trop quel peut être l'avantage d'un si grand nombre de pièces, car un seul support, placé au milieu du soufflet pour l'empêcher de se plier, serait largement suffisant.

Mais une amélioration notable consiste dans une sorte d'appui fixe, calculé sur l'horizontalité absolue du corps du microscope et fixé sur la table qui supporte ce dernier, de telle façon que, lorsqu'on veut employer celui-ci, on n'a absolument qu'à l'incliner jusqu'à ce que la tête de la vis micrométrique vienne reposer dessus.

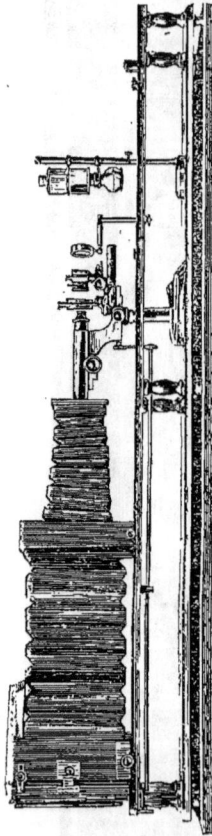

Fig. 19.

On sera aussi assuré, si l'on se sert toujours du même microscope, que la projection sera toujours très exactement centrée.

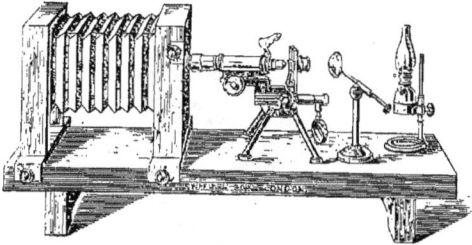

Fig. 20.

Tous les appareils horizontaux que nous venons de décrire sont munis de la tige pour la mise au point que nous avons décrite dans l'appareil de Nachet, et, nous le répétons encore une fois, elle est absolument nécessaire.

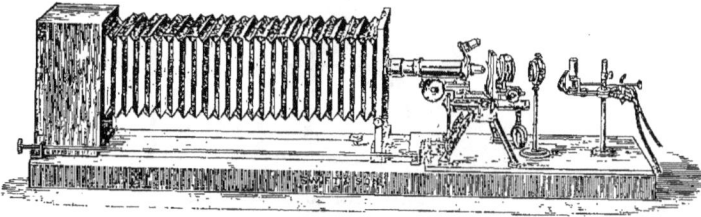

Fig. 21.

Dans un ouvrage antérieur, nous préconisions les appareils verticaux ou plutôt les appareils obliques ; mais, à la suite de nombreux essais, nous avons pu nous convaincre que, seuls les appareils horizontaux permettent d'obtenir des résultats excellents, et nous n'hésitons pas à revenir sur notre première appréciation.

4

On emploiera aussi, avec grand avantage, les appareils horizontaux construits par Ross et Cie (*fig.* 19) et ceux du petit modèle de Swift and Son, appareils qui sont représentés aux figures 20, 21, et le modèle vertical (*fig.* 22).

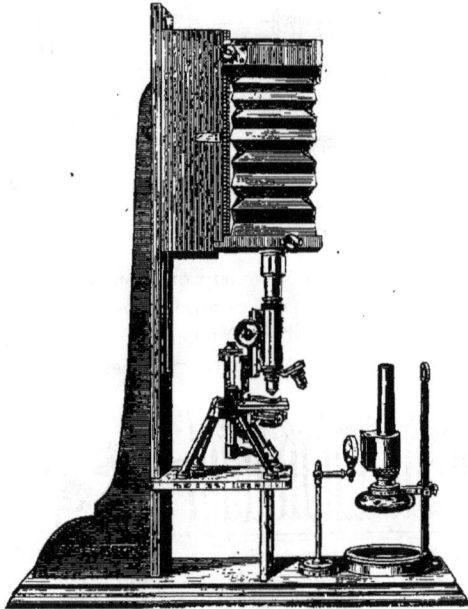

Fig. 22.

Le modèle (*fig.* 23) est aussi très utile, principalement pour des débutants.

M. Nachet a aussi construit un microscope renversé grand modèle que le Dr Van Heurk recommande tout particulièrement pour la photographie de diatomées.

C'est un microscope dans lequel la distance entre l'objectif et l'oculaire est portée à 1^m,20 et qui permet d'employer les objectifs les plus forts, la perte de lumière produite par le miroir argenté étant insignifiante (*fig.* 24).

Comme nous le disons plus haut, ce microscope est plutôt approprié à la reproduction de diatomées et n'est-il pas nécessaire pour des photographies d'histologie ou de bactériologie.

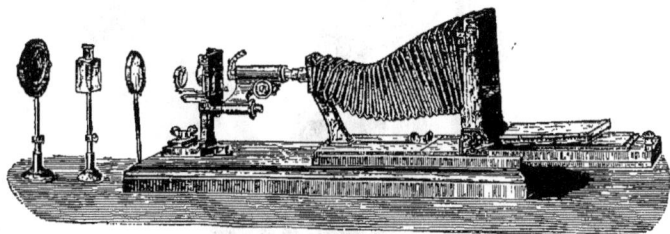

Fig. 23.

Reichert, de son côté, a construit un microscope spécialement approprié à la photomicrographie et qui se distingue des autres microscopes par un statif lourd, bien assis, et un dispositif spécial à la partie supérieure du tube oculaire pour empêcher les rayons lumineux de pénétrer. Il possède, en outre, un bouton molleté à la partie supérieure de la vis micrométrique, pour effectuer la mise au point à distance, comme dans la plupart des grands appareils horizontaux (*fig.* 25).

Simplifiant autant que possible les dispositifs, nous allons indiquer un moyen simple, permettant à ceux qui voudraient faire de la photomicrographie macroscopique, et quelquefois même microscopique avec un peu d'habitude, d'obtenir d'assez bons résultats. Il faut tout d'abord posséder un microscope à renversement, puis employer, comme chambre noire, une chambre noire, la plus simple que l'on pourra trouver, en ayant soin de retirer au préalable l'objec-

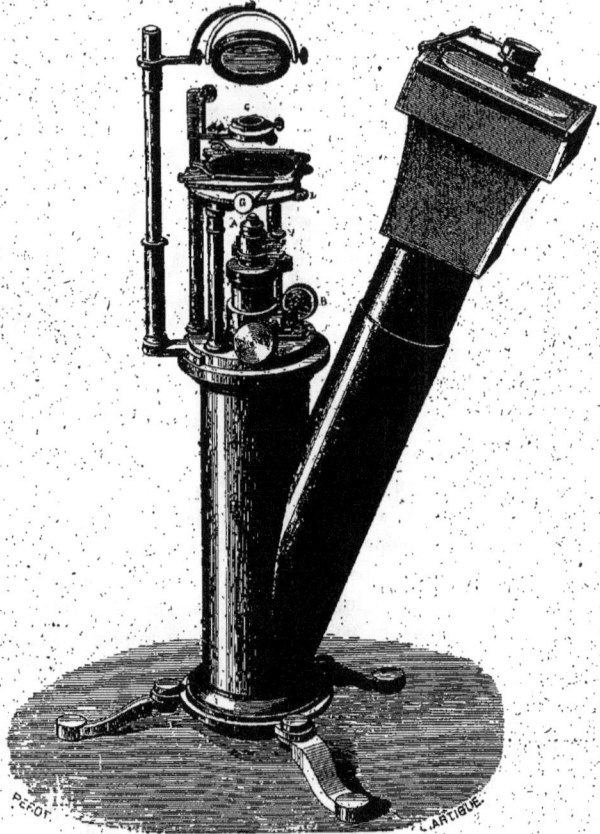

Fig. 24.

tif qu'elle supporte. Ceci fait, introduire la partie oculaire
du microscope dans l'intérieur de la chambre, en ayant soin

que le jour ne puisse pas pénétrer. Placer alors la chambre
noire sur un support quelconque, des livres par exemple,
jusqu'à temps que l'on obtienne un parallélisme parfait

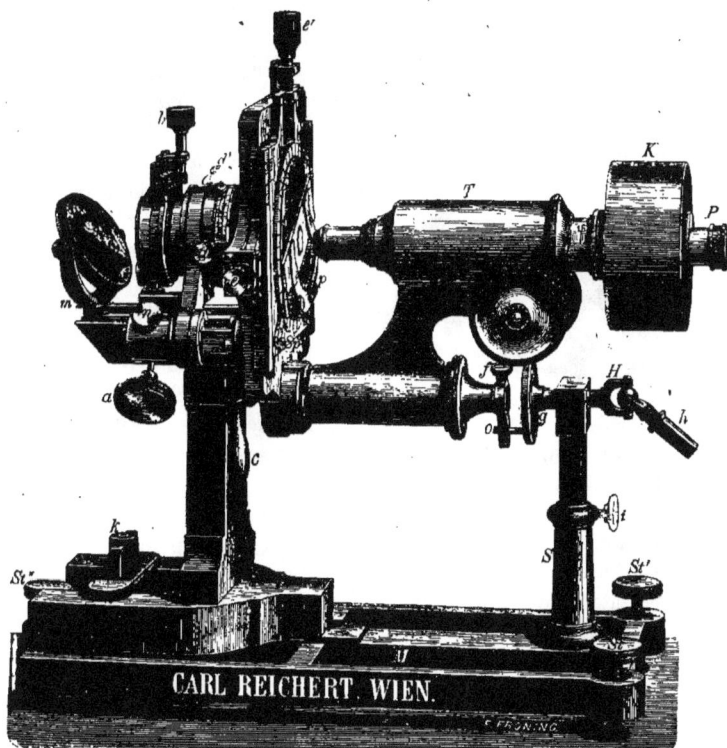

FIG. 25.

entre la préparation que l'on se propose de reproduire et la
glace dépolie de la chambre noire.

Inutile d'ajouter que nous ne recommandons ce dispositif

que pour les débutants qui veulent se faire la main en reproduisant des préparations macroscopiques d'histologie, ou bien des insectes.

Nous ne pouvons terminer la description des appareils de photomicrographie sans dire deux mots de l'appareil tout récemment construit par M. Lemardeley, et connu sous le nom d'*appareil simplifié pour la photomicrographie* (*fig.* 26).

Cet appareil ne peut guère s'approprier qu'à la reproduc-

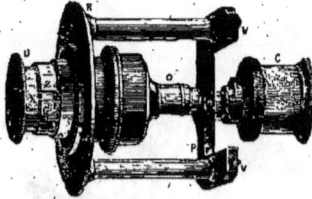

FIG. 26.

tion de préparations histologiques, il est vrai, mais il donne, dans ce cas, d'excellents résultats, et a le grand avantage de ne pas nécessiter l'emploi du microscope, car il se monte sur une chambre noire, à la place de l'objectif.

Nous empruntons au journal *la Nature* la description complète de cet appareil.

Cet appareil se compose d'une platine P, montée sur colonnes et portant deux valets V, V. En O, on aperçoit l'objectif muni d'un mouvement micrométrique M, c'est un condensateur. En D, se trouve le diaphragme destiné à limiter le champ de l'image. Le tout se fixe sur une rondelle R, analogue à celle des objectifs photographiques, et il suffit de monter celle-ci sur la chambre noire pour être prêt à opérer.

En résumé, nous retrouvons tous les organes d'un microscope ordinaire, moins l'éclairage par miroir et le tube qui porte l'oculaire. La suppression du tube du microscope est capitale, car c'est elle qui permet d'obtenir la disposition essentiellement pratique de l'appareil de M. Lemardeley, appareil qui s'adapte sur toute chambre noire comme un objectif ordinaire. On évite également de cette manière les reflets qui se reproduisaient dans le tube de l'objectif et qu'il était parfois fort difficile d'éliminer ; enfin, rien ne s'oppose plus à la reproduction des préparations à larges surfaces, qu'il est impossible de faire avec le tube étroit ordinairement employé. Cet appareil s'éclaire par les rayons directs provenant d'une source lumineuse quelconque placée en avant, à hauteur du condensateur, et à courte distance de celui-ci. Naturellement, plus la lumière sera intense, plus l'image sera éclairée, et plus on aura de facilité pour exécuter la mise au point, et plus également la pose se trouvera réduite. Dans les essais qui ont été faits, on a employé la lumière oxhydrique projetée sur une perle de magnésie ; dans ces conditions, le temps de pose n'a jamais dépassé quelques secondes. Mais on peut opérer pratiquement avec le bec Auer ou une bonne lampe à pétrole. Le condensateur calculé par M. Lemardeley est composé d'un système de lentilles colorées, de façon à rendre la lumière monochromatique et à obtenir ainsi une bonne définition. Ce système peut s'enlever, et on a alors un diaphragme de très large ouverture permettant la reproduction des préparations à larges surfaces. La platine est disposée d'une façon particulière ; elle est échancrée très largement, et les valets destinés à maintenir la préparation sont en dessous, au lieu d'être en dessus, comme dans tous les microscopes. Ce simple changement a, au point de vue pratique, une réelle importance, car il permet de mettre la préparation dans un plan toujours le même, quelle que soit l'épaisseur du porte-objet ou du couvre-objet. En effet, en mettant la préparation, le couvre-objet du côté de l'objectif, celui-ci se loge dans l'échancrure de la platine, et ce sera la face supérieure du porte-objet qui sera toujours en contact avec la partie inférieure de la platine.

Le système de montage de l'objectif est intéressant à signaler, car l'inventeur, pour rendre son appareil encore plus pratique, a réalisé un système de mise au point automatique, ce qui facilitera singulièrement, il faut en convenir, les opérations pour tous ceux qui ne sont pas familiarisés avec l'usage du microscope. Ce tube porte deux encoches E, E, de profondeurs différentes. En plaçant la goupille G du tube porte-objectif dans l'une ou l'autre de ces encoches, ou encore en contact avec le bord du tube Z, on place automatiquement l'objectif à la distance voulue pour que, avec chaque grossissement, l'image soit nette sur la plaque photographique. Ce dispositif évite tout tâtonnement, et la vis micrométrique ne sera employée que pour parfaire la mise au point, si cela est nécessaire, manœuvre qui sera inutile, si l'appareil est bien réglé et pour un même tirage de la chambre noire, bien entendu. Si l'on emploie un court foyer, la goupille doit être mise dans l'encoche la plus profonde, afin de rapprocher la frontale de la préparation; dans le cas où l'on emploie les combinaisons à plus longs foyers, on se placera dans l'encoche la moins profonde et, enfin, contre le tube Z, pour les plus faibles grossissements [1].

[1] D'après *la Nature*.

CHAPITRE III

DES OBJECTIFS ET DES OCULAIRES CONDENSATEURS

Dans le chapitre précédent, nous avons étudié la disposition du microscope et de la chambre noire, nous allons maintenant dire quelques mots de la partie optique proprement dite, c'est-à-dire des objectifs et des oculaires employés en photomicrographie.

Nous ne nous appesantirons pas sur les lois de l'optique, renvoyant le lecteur aux ouvrages traitant spécialement de ce sujet. Nous nous contenterons seulement de donner quelques définitions permettant de faire comprendre aussi bien que possible pourquoi tel ou tel oculaire, tel ou tel objectif est préférable à tel ou tel autre.

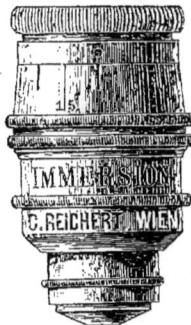

Fig. 27.

Dans les premières années de l'existence du microscope, les objectifs n'étaient formés que par une seule lentille, à laquelle on donnait une courbure plus ou moins accentuée, suivant le grossissement que l'on voulait obtenir. Mais, vers le commencement du siècle, à ces lentilles simples, on substitua plusieurs lentilles superposées les unes aux autres, et l'on obtint ainsi des objectifs achromatiques (*fig.* 27 et 28). Aujourd'hui, tous les objectifs sont plus ou moins achromatiques, car on est arrivé à en construire qui, grâce à la combinaison des verres et pseudo-verres qui les composent, réunissent sur un même plan les trois principaux rayons du spectre.

Ce sont les objectifs auxquels on a donné le nom d'apo-chromatiques, et qui sont dus aux recherches du Dr Abbe.

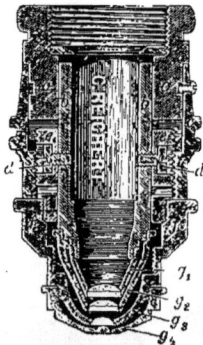

FIG. 28.

Ils sont très bons pour la photomi-crographie, quoique laissant cepen-dant presque toujours sur le bord des projections une très légère zone, un peu floue, qu'il est, du reste, bien difficile d'éviter avec n'importe quel autre.

M. Trinks, habile diatomiste an-glais, a pu obtenir avec ceux-ci, dans la reproduction des diatomées, des détails qu'il n'avait jamais pu reproduire avec d'autres. Ces objec-tifs sont fabriqués en Allemagne par Zeiss. Leitz, de son côté, a construit des objectifs spécialement appropriés à la photo-micrographie et auxquels il a donné le nom de *pantachro-matiques*.

Ces instruments donnent une clarté très grande de l'image, et, ce qui est particulier, suppriment la couleur spectrale secondaire; de plus, on peut avec ceux-ci employer avec avantage les plus forts oculaires compensateurs.

L'achat d'un objectif spécial n'est pas nécessaire pour reproduire des préparations en photographie, car avec n'importe quel instrument on arrivera à obtenir des résultats très satisfaisants, comme l'on peut s'en rendre compte par les phototypies contenues dans ce livre.

Ces reproductions ont été obtenues avec l'objectif 2 de
Leitz ou 5 de Nachet. Celles de bactériologie ont été obtenues avec l'objectif 1/12 à immersion de Reichert. Comme
nous l'avons dit au début de cet ouvrage, nous ne cherchons
qu'à aplanir les difficultés qui pourraient surgir devant les
essais des débutants, car, souvent, ce qui fait reculer bien des
personnes devant des études intéressantes tient à ce que
ces personnes ne peuvent pas faire les dépenses nécessaires
à l'achat d'appareils coûteux.

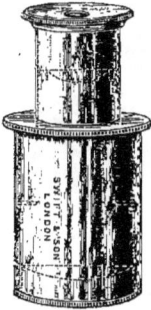
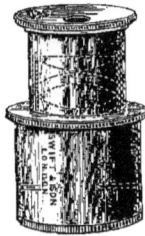
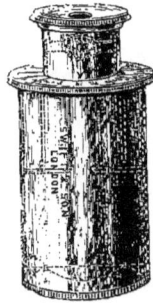

FIG. 29.   FIG. 30.   FIG. 31.

Nous avons donné une courte description des objectifs,
occupons-nous maintenant des oculaires, dont le but, d'après
la description du Dr Van Heurck, consiste à amplifier
l'image donnée par l'objectif et, en même temps, à la rendre
plus plane et plus nette.

Quoique les oculaires soient assez nombreux, on peut dire
que trois espèces seulement sont utiles :

1° L'oculaire de Huygens, le plus communément employé
aujourd'hui, le plus simple et le moins cher (*fig.* 29) ;

2° L'oculaire compensateur (*fig.* 30) ;

3° L'oculaire à projections (*fig.* 31).

A ceux-ci on peut encore ajouter les oculaires achromatiques dus à la maison Swift et fils à Londres (*fig*. 32) et qui sont tout particulièrement indiqués pour la photomicrographie à la place de la série ordinaire des oculaires de Huyghens.

Nous avons décrit antérieurement la description de la partie optique soit de l'objectif, soit de l'oculaire ; nous reviendrons néanmoins sur ce sujet.

Les lentilles que l'on emploie peuvent se diviser en deux catégories, les lentilles convexes et les lentilles concaves.

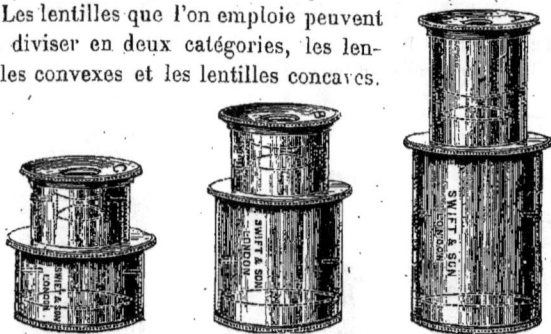

Fig. 32.

Chacune de ces catégories se subdivise elle-même en trois classes, savoir :

1° La lentille convexe ; 2° la lentille plano-convexe ; 3° la lentille concavo-convexe, pour la première catégorie ;

1° La lentille concave ; 2° la lentille plano-concave ; 3° la lentille concavo-convexe, pour la deuxième catégorie.

Nous savons que l'oculaire se compose de deux lentilles appartenant à la première série. Ce sont deux lentilles plano-convexes, dont la partie plane se trouve dirigée du côté de l'œil. Elles sont fixées chacune à une des extrémités du tube. Celle qui se trouve le plus rapprochée de l'objectif est à peu près du diamètre du tube qui la supporte. Elle porte le nom de lentille collectrice ou de champ. Tout en diminuant le grossissement de la lentille supérieure ou lentille oculaire, elle rend l'image beaucoup plus nette.

La seconde, c'est-à-dire celle qui se trouve pour ainsi dire en contact avec l'œil, est d'un diamètre d'autant plus petit que le grossissement demandé doit être plus fort.

Lorsque nous avons commencé à nous occuper de photomicrographie, nous ne nous servions que de ces oculaires, et il nous arrive encore fréquemment de n'employer que ceux-

PLAN CONVEXE   BI-CONVEXE   MÉNISQUE

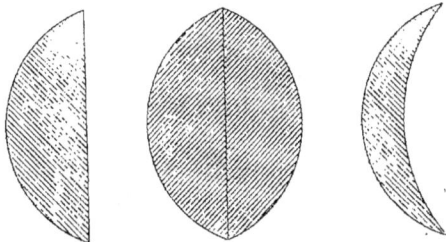

LENTILLES

Fig. 33.

là. Néanmoins, on obtiendra des résultats beaucoup plus appréciables avec les oculaires compensateurs et surtout avec les oculaires de projections, lesquels sont tout spécialement appropriés à la photomicrographie.

Cependant nous faisons une restriction pour ces derniers dont nous reparlerons au chapitre des projections.

Les oculaires compensateurs, lesquels, de même que les objectifs apochromatiques, ont été inventés par le Dr Abbe, diffèrent des oculaires de Huygens en ce sens que les deux lentilles, au lieu d'être plano-convexes, sont, l'une plano-convexe, la supérieure ; l'autre biconvexe, l'inférieure.

L'écartement existant entre les deux lentilles dans les oculaires Huygens est supprimé à un tel point que ces deux lentilles sont, la plupart du temps, presque en contact l'une

avec l'autre. De plus, il n'y a pas de diaphragme interposé.
Ces oculaires donnent, il est vrai, des grossissements considérables, suivant les objectifs employés, mais il va de soi que,
plus l'on obtiendra de grossissement, moins l'on obtiendra
de lumière. Ainsi l'oculaire compensateur n° 12 associé à
l'objectif à immersion 1/12 de Reichert donne un grossissement de 3.000 diamètres. Si l'on emploie ces oculaires pour
la photomicrographie, nous conseillons l'emploi de la lumière oxhydrique.

Les oculaires de projections sont, eux aussi, dus aux
recherches du Dr Abbe et construits en Autriche, par Zeiss, à
l'institut d'Iéna, et en Angleterre, par Powell et Lealand, et
la maison Swift. Ce sont, à notre avis, les meilleurs que l'on
puisse employer pour obtenir de bonnes reproductions.

Nous empruntons au *Traité du Microscope* du Dr Van Heurk
la description complète et raisonnée de ces oculaires : « Ils
se composent d'un verre projecteur, petit, achromatisé,
biconvexe et d'une lentille collectrice ou verre de champ
plano-convexe à courbure dirigée vers l'objectif. Un petit
diaphragme limite le champ de l'image, et le verre projecteur qui est mobile peut s'en rapprocher plus ou moins.

L'ensemble du système est soigneusement corrigé, chro-
matiquement et sphériquement, surtout au point de vue
des observations chromatiques secondaires et des différences
de foyer, entre les rayons chimiques et les rayons optiques.

L'image, projetée sur un écran ou sur la plaque sensible,
conserve, dans toutes ses parties, exactement la même disposition que dans les observations ordinaires.

Aussi, la préparation ayant été disposée comme on le
désire, toute l'opération subséquente consiste à remplacer
l'oculaire ordinaire par l'oculaire à projection et à visser
ou dévisser le système projecteur jusqu'au moment où le
bord du diaphragme se montre avec le maximum de netteté
sur l'écran ou sur le verre mat de la chambre photogra-

phique. Plus la distance entre l'écran et le verre mat et le microscope est petite, et plus le système projecteur doit s'écarter du diaphragme ; le système projecteur doit donc sortir d'autant plus fort du tube. Du moment que l'image est bien nette, on peut passer aux opérations photographiques, qui se font comme à l'ordinaire. Un point qu'il faut cependant observer pendant le réglage préalable, c'est que, pendant toutes les opérations, le tube du microscope doit conserver exactement la même longueur, et cette longueur est naturellement celle pour laquelle l'objectif est construit.

Suivant que ces oculaires sont fabriqués en Allemagne ou en Angleterre, ils sont construits spécialement pour le tube continental, qui a 16 centimètres de long, ou pour le tube anglais, qui en a 25. Leur amplification est, pour les premiers, de deux et quatre fois et, pour les seconds, de trois et de six fois. Le diamètre de l'image sur l'écran ou sur la plaque sensible comporte environ :

Le 1/5 de la distance de l'image avec les oculaires 2 et 3
Le 1/3   —   —   — 4 et 6

L'image peut être prise à une aussi grande distance de l'oculaire qu'on le désire. Le minimum de la distance entre l'oculaire et l'image peut être de 40 centimètres avec les nos 2 et 4 et de 25 centimètres avec les nos 3 et 6.

Les oculaires faibles sont préférables pour les projections à faire durant les cours ou les démonstrations, de même que pour la photographie à faible grossissement ou avec de longues chambres noires.

Au contraire, les oculaires forts 3 et 6 seront préférés quand on voudra photographier avec des chambres noires à faible longueur.

Nous savons maintenant à quoi nous en tenir sur l'emploi des oculaires et des objectifs que nous pouvons employer le plus avantageusement en photographie.

Avant de terminer ce chapitre, disons cependant encore quelques mots des condensateurs employés pour donner plus d'intensité à l'éclairage que nous emploierons.

Le *condensateur* [1] a pour objet de concentrer et de répartir également la lumière sur toute la surface de l'objet à projeter ; on vérifie facilement ce dernier point en essayant de projeter un tableau après avoir enlevé le condensateur ; on s'aperçoit de suite que le centre seul est éclairé.

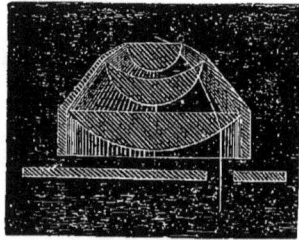

FIG. 34.

Cette définition s'applique particulièrement à l'emploi des projections, mais elle est cependant absolument vraie pour l'étude de la photomicrographie.

Avec certains éclairages, comme le pétrole, par exemple, le condensateur est de toute utilité pour faire ressortir quelques fins détails de la préparation que l'on se propose de reproduire et donner en même temps plus de clarté à l'image, qui est projetée sur le verre dépoli de la chambre noire.

Le plus employé de tous les condensateurs est celui que tout micrographe a à sa disposition, c'est celui d'Abbe (*fig.* 34). On le construit de trois modèles différents.

Le premier modèle est un condensateur à grand angle d'ouverture, qui se compose essentiellement de trois lentilles qui réunissent en un cône très obtus les rayons réfléchis par le miroir ou par la source lumineuse (*fig.* 34).

Avec ce condensateur, on peut aussi obtenir l'éclairage oblique, par suite de la disposition de la monture, qui peut

[1] FOURTIER, *la Pratique des projections.*

se décentrer (*fig.* 35), et on peut aussi éclairer la préparation dans tous les sens, car le système de monture possède
en même temps un mouvement de rotation. Cet instrument
rend surtout de grands services pour l'étude ou la projection
de bactéries fortement colorées nécessitant l'emploi de puis-

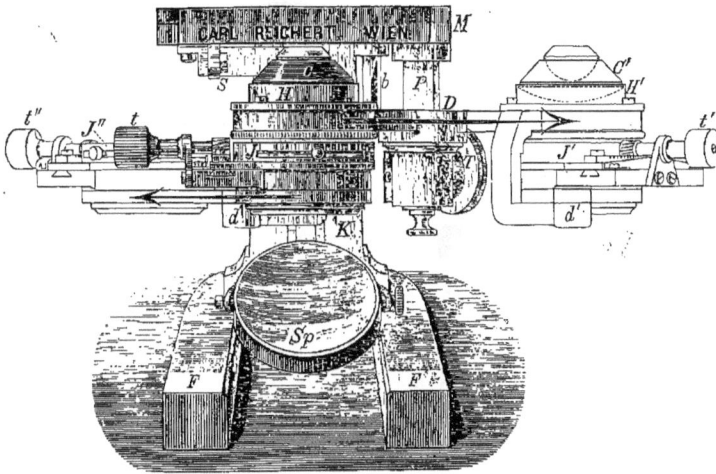

FIG. 35.

sants objectifs à immersion. Dans ce cas, outre le pouvoir
éclairant du condensateur lui-même, on peut associer avec
avantage à ce dernier une lentille et même un réflecteur tel
que celui du Dr Telschow, de Berlin (*fig.* 36). Mais s'il s'agit
de faibles grossissements, dans lesquels on ne doit employer
que des objectifs à sec, tels que les n°s 1, 2, 3 et même 4 de
Leitz, objectifs qui, une fois la mise au point terminée, sont
relativement assez éloignés de la préparation, il faut, dans
ce cas, supprimer le condensateur d'Abbe, autrement on se

5

trouvera au tirage, en présence de préparations présentant, à la partie centrale, où seront venus converger les rayons lumineux, une tache de l'effet le plus disgracieux.

Dans de semblables cas, il est préférable d'employer une lumière plus intense, la lumière oxhydrique par exemple, et d'interposer entre celle-ci et la préparation un simple diaphragme aussi petit que possible, de façon à donner à la reproduction le plus de détails qu'il sera possible.

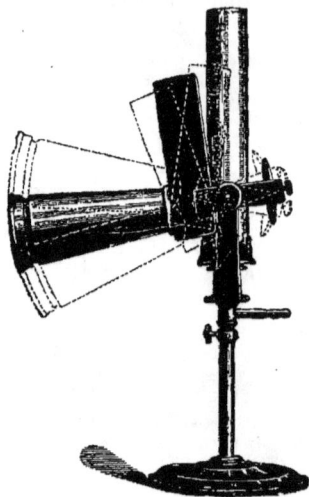

Fig. 36.

Le deuxième modèle du condensateur d'Abbe ne comporte que deux lentilles, au lieu de trois. En outre, la monture ne permet pas le mouvement excentrique. Cependant, il peut s'élever ou s'abaisser à volonté. En somme, c'est un instrument qui peut donner et qui donne même d'excellents résultats.

Nous ne parlerons pas du troisième modèle, car il est trop simple et peut, en quelque sorte, se rapporter à une simple lentille.

On peut encore se servir avec avantage de l'éclairage par condensateur oblique (*fig.* 37), principalement pour les préparations de dents ou d'os faites par les méthodes d'usure.

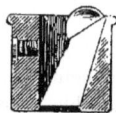

Fig. 37.

Le nombre des condensateurs est assez élevé, mais, pour l'étude qui nous intéresse, nous croyons que l'on peut s'en tenir à l'éclairage d'Abbe, grand ou moyen modèle, et à quelques systèmes de lentilles condensatrices dont nous allons donner la description.

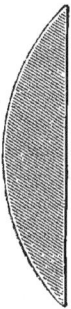
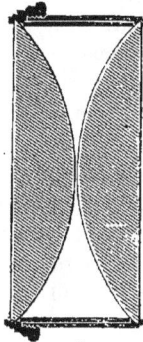
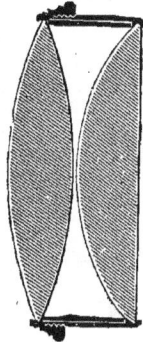

FIG. 38.   FIG. 39.   FIG. 40.

La lentille condensatrice la plus simple consiste en une lentille plan convexe dont la convexité est plus ou moins accentuée (*fig*. 38). C'est celle dont on se sert ordinairement pour l'éclairage du microscope.

Néanmoins, on peut employer avec avantage un système de lentilles combinées, composées de deux lentilles plano-convexes dont les convexités se touchent (*fig*. 39).

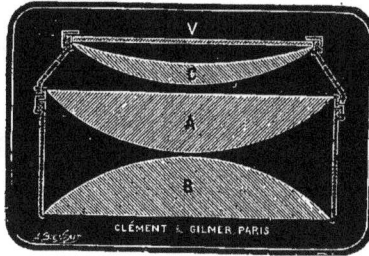

FIG. 41.

On peut aussi employer avantageusement des condensateurs composés d'une lentille plan convexe et d'une lentille biconvexe (*fig.* 40), de deux lentilles plano-convexes et d'une lentille biconvexe ou, enfin, composés de deux lentilles plano-convexes et d'une lentille ménisque (*fig.* 41), ou bien encore le condensateur de Baker composé de deux lentilles plano-convexes dont la plus rapprochée de la source lumineuse a un diamètre un peu plus petit que la seconde (*fig.* 42). Ou bien encore, comme dans le réflecteur de Telschow, deux lentilles supportées par un tube. La lentille antérieure, qui est deux fois plus large que la postérieure, est biconvexe, tandis que la postérieure est plano-convexe à courbure très accentuée et tournée du côté du foyer lumineux. C'est absolument le même principe que le condensateur employé par Dallmeyer, et nous ne pouvons que le recommander, d'autant plus qu'on en construit des modèles différents pour le gaz et pour le pétrole.

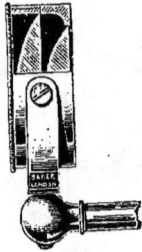

Fig. 42.

C'est avec cet appareil et une toute petite lampe à pétrole que nous avons fait les photographies du rein ainsi que les papilles de l'estomac du chien.

CHAPITRE IV

DE L'ÉCLAIRAGE

Dans les chapitres précédents, nous avons étudié aussi à fond que possible les appareils usités en photomicrographie ainsi que leurs accessoires. Il nous faut maintenant nous occuper de la partie la plus nécessaire, et sans laquelle nos instruments ne nous seraient d'aucune utilité. Cette partie qui nous manque, c'est la source lumineuse. Nous nous trouvons en présence d'un grand nombre de sources lumineuses dont nous allons décrire les principales :

A notre avis, en premier lieu, vient, quand on peut l'avoir à sa disposition, la lumière électrique, soit par arc voltaïque, soit par la lampe à incandescence ;

Puis, la lumière oxhydrique ;

Le pétrole associé à l'oxygène, l'alcool associé à l'oxygène ;

La lampe à albo-carbon ;

Le gaz avec bec Auer ;

Le pétrole seul ;

La lumière solaire.

Étudions donc séparément ces divers éclairages, quittes à faire au fur et à mesure les réflexions et les observations que nous jugerons utiles.

La lumière électrique par arc voltaïque n'est guère pratique, par suite de l'irrégularité qui existe dans le dégagement du courant. De plus, pour arriver à obtenir un résultat probant, on est obligé d'avoir une installation spéciale.

Dans les laboratoires des Facultés, on a pour ainsi dire toujours une source d'électricité suffisamment forte à sa disposition pour employer l'éclairage par arc voltaïque, mais l'étudiant, le professeur, l'amateur même, une fois rentrés chez eux, ont bien des chances de ne pas trouver à leur disposition la force suffisante que nécessite cet éclairage. Aussi nous contentons-nous de le recommander pour ceux qui sont installés spécialement.

En revanche, nous recommanderons particulièrement l'éclairage électrique par incandescence. Aujourd'hui que la plupart des quartiers non seulement de Paris, mais d'un grand nombre de villes de province et de l'Étranger possèdent des canalisations électriques, rien n'est plus facile d'obtenir cette lumière, qui réunit toutes les conditions de commodité et d'innocuité.

Avec des lampes de cinquante à cent cinquante bougies, on obtient, pour des grossissements, de 1.000 à 2.000 diamètres et avec des condensateurs appropriés une lumière suffisamment intense pour la sensibilisation de la plaque. et cela, en un laps de temps relativement court, et tout en donnant à la chambre noire un développement pouvant aller jusqu'à 1^m,50.

L'éclairage par incandescence permet déjà à un plus grand nombre de personnes de s'occuper de photomicrographie. Malheureusement, ils sont encore nombreux ceux qui ne peuvent pas avoir un loyer offrant les avantages de la lumière électrique. Aussi, ne la préconisons-nous pas comme absolument nécessaire, puisque l'on peut arriver à des résultats très beaux avec des éclairages plus simples, et ceux-là à la portée de presque tout le monde, pour ne pas dire de tous ceux qui voudraient s'occuper de photographie microscopique.

Le grand avantage que possèdent les lampes électriques consiste dans la fixité complète et dans l'intensité de la lumière.

De plus, ces lampes peuvent se construire de n'importe quelle grosseur, si bien que certains micrographes en emploient d'un modèle spécial qui permettent d'éclairer d'une façon intense les objets qu'ils étudient. Les lampes sont fixées, la plupart du temps, au nombre de trois sur le microscope lui-même. L'une se trouve placée à la partie antérieure de l'objectif de façon à éclairer la préparation, comme si on voulait l'examiner à la lumière directe ; la seconde se trouve fixée sous la platine et, par conséquent, sous la préparation ou, à volonté, sous le condensateur, et la troisième vient projeter la clarté sur le miroir. Leur puissance lumineuse est, en règle générale, égale à une bougie, mais on peut pousser l'intensité lumineuse au double. Mais ceci ne nous occupe pas pour la photomicrographie, car, c'est à peine si avec ces trois petites lampes nous obtiendrons suffisamment de lumière pour une épreuve à 30 diamètres et avec un tirage de chambre de 25 centimètres, ou bien il nous faudrait poser de vingt-cinq à trente minutes, ce que nous pouvons éviter en employant un éclairage convenable.

On peut dire qu'en règle générale, pour obtenir suffisamment de clarté pour faire une bonne photomicrographie, il faut disposer d'une lampe de cent à cent cinquante bougies.

La lumière oxhydrique, employée si couramment aujourd'hui dans la pratique des projections, nous paraît tout indiquée, et comme facilité de se la procurer, et comme commodité et résultats.

Elle peut s'obtenir de deux façons, ou bien en faisant arriver, au moyen d'un chalumeau spécial (*fig.* 46, 47), l'oxygène en contact avec l'hydrogène et en projetant la flamme ainsi obtenue sur un cylindre de chaux vive, lequel, par suite de la haute température résultant de la combinaison des deux gaz, se trouve porté au blanc éclatant ; ou bien, à défaut d'hydrogène, employer le gaz d'éclairage.

Comme le lecteur peut le voir, tout en suivant une décroissance pour ainsi dire continue, nous arrivons à mettre à la portée de tous la quantité de lumière nécessaire.

Le gaz, presque tout le monde le possède dans son appartement; voilà donc un des facteurs lumineux tout trouvé. Quant à l'oxygène, on peut se le procurer dans le commerce sous forme de cylindres résistants contenant de 100 à 150 litres de gaz sous une pression de 12 atmosphères. Ces cylindres ou, plutôt, ces récipients ont été au préalable essayés sous une pression de 500 à 600 atmosphères, de telle sorte que l'on n'a à craindre aucun risque d'explosion.

C'est une légère dépense de mise de fonds, car, lorsque l'on veut se procurer un de ces récipients, on doit déposer une somme de 40 francs, en cas de perte ou dégradation du récipient; de plus, l'on paye 0 fr. 50 de location par semaine.

Mais nous trouvons qu'il est bien préférable d'avoir à sa disposition du gaz tout prêt, ne demandant qu'à être employé, que d'être obligé de le fabriquer soi-même, ce qui occasionne une perte de temps considérable.

La plupart des appareils de projection que l'on emploie aujourd'hui n'ont pas d'autre source de lumière, et les résultats obtenus sont excellents. Cette méthode a surtout obtenu la faveur des micrographes anglais ou américains, qui ont construit à cet effet un grand nombre d'appareils pour le mélange des deux gaz, appareils dont nous aurons à reparler. Avec cet éclairage, l'intensité lumineuse est très grande, il est vrai, mais il y a aussi un grave inconvénient : c'est la grande quantité de chaleur dégagée (1.500°), par suite de la combustion de l'oxygène et de l'hydrogène. Cette température peut faire éclater les condensateurs employés, et, de plus, l'inconvénient le plus grave, à notre avis, c'est que, pour peu que les condensateurs employés soient suffisamment puissants, les rayons lumineux venant converger en un même point, qui sera la préparation destinée à être reproduite, ce même point aura à supporter une température si élevée que ladite préparation, au bout d'un certain temps, se trouvera brûlée, ou bien, s'il n'en est pas ainsi, si elle est montée au baume, celui-ci finira par se ramollir.

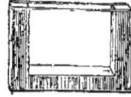

Fig. 43.

On peut pallier un peu, il est vrai, cet échauffement de la préparation, en interposant entre la source lumineuse et les condensateurs une cuve (*fig.* 43) contenant de l'alun en solution, mais cet alun n'empêche pas complètement l'échauffement progressif et continuel.

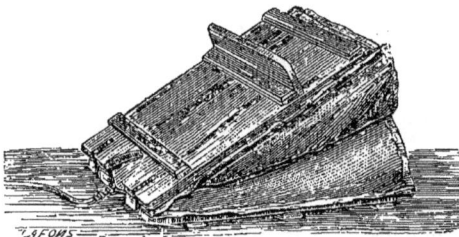

Fig. 44.

Avant d'entrer plus avant dans le détail des appareils employés pour produire la lumière oxhydrique, nous pensons qu'il serait bon de faire une petite remarque qui ne manque cependant pas d'importance.

On peut, lorsque l'on emploie le gaz à la place de l'hydrogène, se servir d'un sac en caoutchouc ou d'un récipient spécial (*fig.* 44), que l'on remplira au préalable d'une quantité voulue d'oxygène. Mais, sur ce sac, on aura soin de placer un poids quelconque, de façon que le dégagement du gaz soit absolument continu et toujours sous une pression uniforme. Autrement, l'on aurait des intermittences dans l'éclairage, et, par suite, les épreuves obtenues présenteraient des défauts auxquels il ne serait pas possible de porter remède. Si l'on n'a pas de sac de caoutchouc à sa disposition et que l'on veuille faire arriver directement l'oxygène avec le gaz d'éclairage, il faudra alors munir le récipient contenant l'oxygène comprimé d'un régulateur de pression (*fig.* 45). Ce n'est pas que l'on ait des accidents à redouter, c'est plutôt, comme nous le disions plus haut, pour que l'éclairage lui-même n'en souffre pas, par suite d'une diminution progressive d'un des deux agents qui servent à porter au blanc éclatant le cylindre de chaux vive.

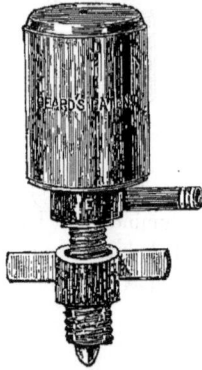

FIG. 45.

Au moyen de quels appareils obtiendrons-nous maintenant le mélange des deux gaz que nous venons d'énumérer.

L'instrument que nous emploierons est désigné sous le nom de chalumeau. Il y en a de deux sortes : le chalumeau à gaz séparés et celui à gaz mélangés, mais nous ne nous occuperons que du premier.

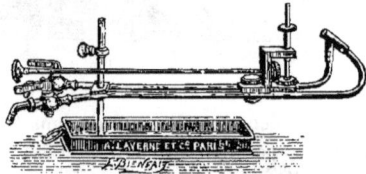

FIG. 46.

Pour donner une description facile à comprendre, le chalumeau à gaz séparés (*fig.* 46, 47), se compose essentiellement d'un tube de métal dans lequel viendra passer le gaz d'éclairage. A la partie centrale de ce tube et un peu en arrière de l'ouverture se trouve fixé un autre tube qui amè-nera l'oxygène. De cette façon, le mé-lange des deux gaz ne s'effectue absolu-ment qu'à la sortie des tubes qui les y amènent. Le dia-mètre de ces deux conduits varie sen-

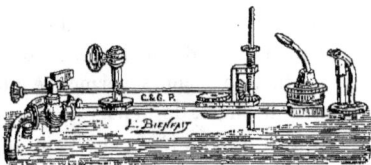

· Fig. 47.

siblement, suivant que l'on a affaire à l'oxygène ou à l'hy-drogène. Dans le premier cas, le tube amenant l'oxygène devra se trouver en moyenne deux fois plus petit que celui qui amènera l'hydrogène.

Maintenant quelle position devra posséder notre chalumeau? Devra-t-il être vertical ou horizontal? On peut tout aussi bien employer l'un comme l'autre.

Néanmoins, la direction de la flamme obtenue devra toujours être dirigée sur la partie du cylindre de chaux vive qui fait face au conden-sateur, de telle façon que ce soit à cet endroit que se produit la lumière la plus intense.

Dans le chalumeau vertical dit lampe Drummond (*fig.* 48), l'appareil peut s'élever ou s'abaisser à volonté au moyen d'une vis de pression qui maintient le cylindre supportant la partie supérieure de l'appareil. De même, le

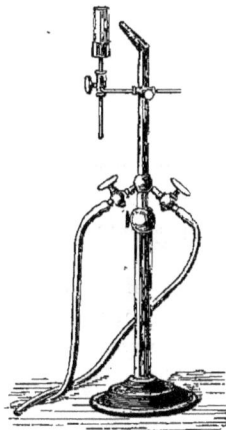

Fig. 48.

cylindre de chaux vive, qui est placé sur un support à l'extrémité d'une tige, peut aussi s'élever ou s'abaisser à volonté,
de façon à conserver toujours un bloc aussi épais que possible.

Les deux gaz sont amenés par un tube différent et, comme
nous le disions plus haut, ne se mélangent absolument qu'à
leur sortie. Le bec du chalumeau doit toujours être incliné
à angle obtus, de façon à permettre à la flamme de prendre
le cylindre de chaux de biais.

Tant qu'au modèle horizontal, on en a construit différents
modèles, dont le plus simple, à notre avis, est le modèle de
M. Laverne.

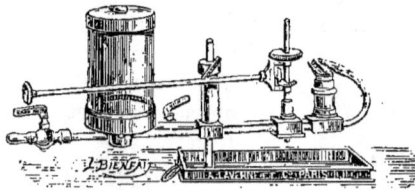

Fig. 49.

Ainsi qu'on peut s'en rendre compte par les figures 46
et 47, le système de mélange des gaz se fait toujours de la
même façon. Il n'y a absolument que la disposition de l'appareil qui varie un peu.

Quel est le meilleur des deux? Il est bien difficile de ré-
pondre à une semblable question, car, pourvu que la sortie
des deux gaz soit bien comprise, nous ne voyons pas en
quoi une position horizontale serait préférable à une position
verticale et *vice versa*.

Tant qu'aux appareils à gaz mélangés, nous n'en parlerons
pas, car ils exposent ceux qui les emploient à de trop graves
dangers. Ce système a pourtant obtenu la faveur de la plupart
des micrographes américains; mais, nous le répétons, nous ne
le recommandons nullement, car, dans ces appareils, la

pression de l'hydrogène doit être absolument constante, et
si, pour une raison ou pour une autre, cette pression vient à
diminuer, l'oxygène, sortant toujours avec la même force et
rencontrant un orifice capillaire de sortie, par suite de l'étroi-
tesse du tube, aura une
tendance à se mélanger
avec l'hydrogène et, par
suite de la combinai-
son, produira un mé-
lange détonant. On peut
encore remplacer l'hy-
drogène par l'alcool,
de même que nous ver-
rons tout à l'heure que
l'on peut tout aussi bien
employer le pétrole
avec avantage.

A cet effet, MM. La-
verne et Molteni ont
construit chacun un
appareil auquel ils ont
donné le nom de bec
oxycalcique (*fig.* 49);
mais il faut bien re-
marquer que, dans ce

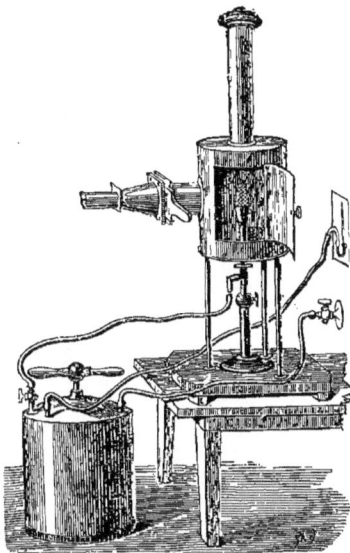

Fig. 50.

cas, la disposition du bec doit être toujours horizontale et
jamais verticale, de façon à assurer l'écoulement parfait de
l'alcool et d'une façon continuelle.

On peut encore employer, quoiqu'elle soit un peu démodée,
la lampe de M. Bourbouze (*fig.* 50), dans laquelle on emploie
le gaz d'éclairage sous pression, que l'on fait arriver allumé
sur un capuchon en mailles de platine. On peut, pour augmenter encore l'intensité lumineuse, placer dans le fond du
capuchon un cône de magnésie.

Pour simplifier encore le *modus faciendi*, et permettre à tous les recherches photomicrographiques, supposons que nous n'ayons à notre disposition ni le gaz d'éclairage, ni l'hydrogène, mais que, cependant, nous disposions, grâce soit à un récipient, soit à un sac en caoutchouc, d'une

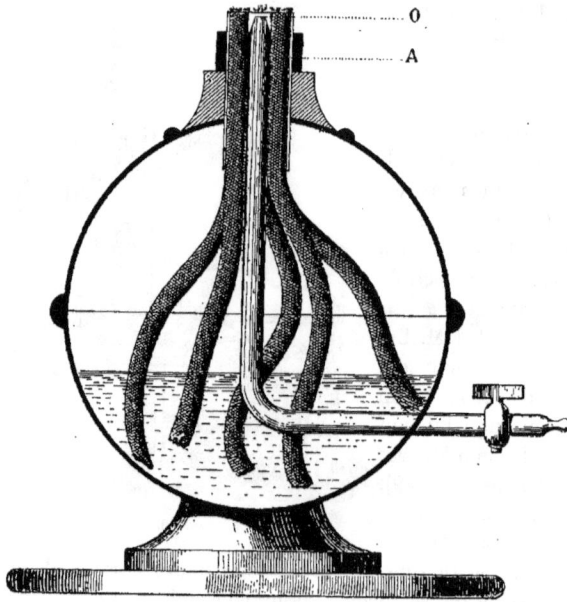

Fig. 51.

certaine quantité d'oxygygène. Comment ferons-nous pour obtenir une lumière plus intense que le gaz soit seul, soit avec le bec Auer? Le pétrole, dans ce cas, nous rendra un réel service. Mais il va sans dire que la lampe qui contiendra le liquide devra avoir une forme spéciale. Cette lampe (*fig.* 51), dont nous parlons et dont nous devons de pouvoir faire la description à l'amabilité de M. Clifford, micrographe consommé, se compose essentiellement d'un récipient sphérique en métal se séparant en deux parties égales. Elle est traversée, dans toute sa hauteur, par un tube capillaire qui servira à amener l'oxygène en contact avec la flamme de pétrole. Il va sans dire que ce tube doit être hermétiquement clos, de façon à empêcher le contact de l'oxygène avec les vapeurs de pétrole. Il vient aboutir à la partie supérieure, et un peu en arrière du bec de la lampe, au centre même d'un foyer composé de six petites mèches contenues chacune dans un tube qui la fait mélanger dans le pétrole et formant la partie éclairante de la lampe proprement dite :

Nous insistons sur ce point que l'ouverture par laquelle s'échappe l'oxygène doit être :

1° Exactement centrée au milieu des mèches à pétrole ;

2° Un peu en arrière de ces mêmes mèches ;

3° Posséder une ouverture capillaire.

Pour régler la flamme du pétrole, une sorte de bague ou collier en métal entourant la partie supérieure s'élève ou s'abaisse à volonté et permet ainsi de donner plus ou moins de clarté.

Voulons-nous nous servir de cette lampe ? Pourvu que nous ayons de l'oxygène à notre disposition, elle est toujours prête : nous n'avons absolument qu'à monter sur le robinet R le tube de caoutchouc qui est en communication avec le récipient d'oxygène ; nous allumons les mèches, et, ouvrant le robinet, la combinaison de ce dernier avec les vapeurs de pétrole se produit en donnant une lumière d'un bleu clair absolument fixe, que l'on pourrait encore augmenter, à notre avis, en faisant arriver cette flamme sur un morceau de chaux vive, que supporterait une tige quelconque de métal. Nous avons été étonné de la clarté que l'on obtenait ainsi et, depuis que nous avons appris à reconnaître cet éclairage, nous l'apprécions davantage de jour en jour.

Cette lampe, malheureusement, ne se trouve plus dans le commerce, mais on peut en faire une soi-même, sans grandes difficultés, avec n'importe quelle lampe ordinaire à pétrole, en ayant soin, nous le répétons encore une fois, que la pression d'oxygène soit continue.

Nous savons que, dans toute lampe au-pétrole, le collier qui porte la mèche est percé d'une ouverture en forme d'angle aigu, ouverture qui sert à actionner le tirage. Dans cette ouverture, l'on n'a qu'à introduire un tube de verre coudé à 45° à extrémité capillaire, en ayant soin de tenir compte des recommandations que nous faisions plus haut.

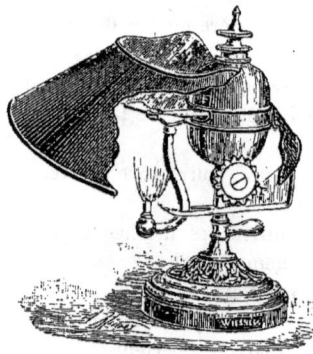

Nous avons bien moins de chance qu'avec la lumière oxhydrique de fendre nos condensateurs ou de brûler nos préparations. En tous cas, elle est particulièrement recommandable pour l'éclairage *direct* des préparations montées dans l'air ou sur fond noir ou blanc. Nous nous occuperons maintenant d'un mode d'éclairage couramment employé dans la plupart des laboratoires de bactériologie. Nous voulons parler de l'éclairage par le gaz et l'albo-carbon (*fig.* 52). Nous l'avons utilisé fréquemment, et les résultats que nous avons obtenus peuvent être considérés comme excellents. Clarté éblouissante, fixité absolue, dégagement de chaleur à peu près nul : tel est le bilan de ce mode d'éclairage. La lampe à

FIG. 52.

albc-carbon se compose essentiellement d'un bec de gaz
ordinaire, mais courbé, lequel porte, à sa partie supérieure,
un récipient contenant de l'albo-carbon au milieu duquel
le gaz est obligé de passer. La lumière ne donne tout son
éclat, que lorsque la chaleur de la flamme a liquéfié entièrement l'albo-carbon
et que le gaz est, pour
ainsi dire, obligé de
barboter dans celui-
ci, où il s'imprègne
de ses vapeurs avant
d'arriver à la sortie
du tube d'éclairage.
Puisque nous som-
mes sur la question
du gaz, nous ne
pouvons passer sous
silence l'invention
du bec Auer, que
nous pourrions peut-
être même placer
avant l'albo-carbon
et l'oxygène associé
au pétrole.

Nous touchons,
enfin, dans les modes
d'éclairage les plus
simples que l'on

Fig. 53.

puisse trouver et qui, ceux-là, sont à la portée de tous. Nous
voulons parler de l'éclairage au pétrole seul. Il en sera de
même que pour les appareils de photomicrographie dont
nous donnons la description dans le chapitre premier.
Quoique nous ayons recommandé tel ou tel éclairage dans
ce chapitre-ci, c'est encore au plus simple, au pétrole en
un mot, que nous donnons la préférence.

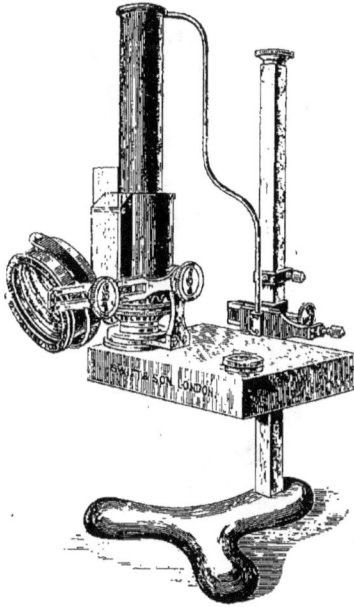

6

Question d'habitude, dira le lecteur ; soit ; mais toujours est-il que c'est l'éclairage que nous préférons pour la photographie microscopique.

Nous avons moins de clarté qu'avec les lumières oxhydrique ou électrique, c'est vrai ; nous sommes obligé d'allonger le temps de pose, c'est encore plus vraisemblable ; mais néanmoins, comme on peut s'en assurer par les planches de ce travail, qui toutes ont été faites à la lumière du pétrole, les résultats ne sont pas à dédaigner.

Cet éclairage jouit d'une vogue assez grande chez certains micrographes et microphotographes anglais et américains, qui, tous, en sont très satisfaits.

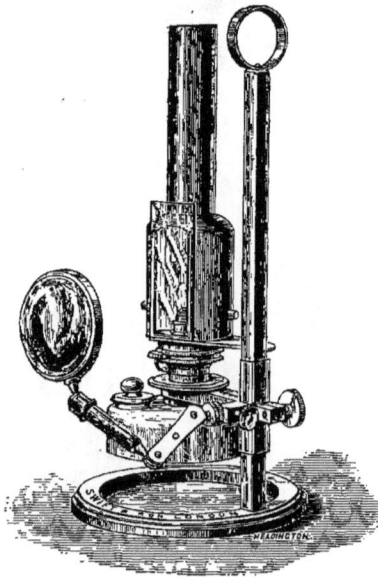

Ce que l'on peut lui reprocher avec juste raison, c'est la chaleur étouffante que dégagent les lampes, surtout lorsqu'elles comportent trois et quatre mèches. Mais ces trois ou quatre mèches ne sont pas absolument nécessaires pour obtenir un bon éclairage, comme on peut s'en rendre compte par les figures 53, 54. La flamme obtenue est très belle, brillante, fixe.

On peut encore l'augmenter, surtout au point de vue de

Fig. 54.

la clarté, en ajoutant 25 à 30 grammes de camphre par litre de pétrole.

On obtient de très bons résultats comme intensité lumineuse, surtout lorsque l'on emploie, comme c'est le cas pour nous, une lanterne à projection (*fig.* 55) dont nous avons enlevé l'objectif, mais à laquelle nous avons laissé son condensateur.

MM. Clément et Gilmer ont construit une lampe spéciale de petit volume et à quatre mèches, qui donne une lumière absolument blanche et brillante. On peut régler le tirage à volonté, grâce à une clef de réglage placée à la partie supérieure. Nous avons eu une de ces lampes entre les mains, et nous ne pouvons comparer la clarté obtenue qu'à celle que donne la lumière oxhydrique.

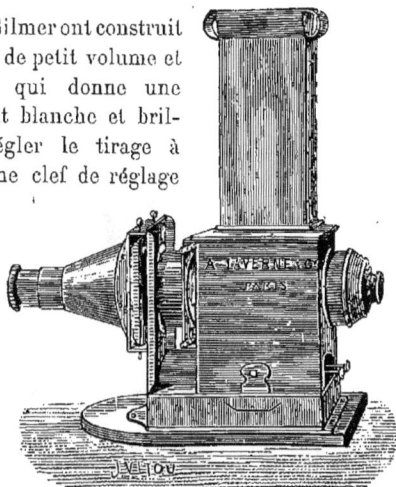

Fig. 55.

Cette lanterne ou, plutôt, cette lampe ne sert absolument qu'à l'éclairage et pour le cas qui nous intéresse ; il n'est même pas besoin d'augmenter encore la puissance lumineuse au moyen d'un condensateur (*fig.* 56).

Nous avons gardé pour la fin l'éclairage par la lumière solaire.

La lumière naturelle est de tous les éclairages certainement le meilleur. Malheureusement, pour peu que l'on ne puisse s'occuper de photographie microscopique qu'à certains moments de la journée, le soir par exemple, cet éclairage vient à nous faire défaut, et il nous faut alors avoir recours à une des sources lumineuses susmentionnées.

Nous n'en parlerons donc guère que pour la forme, d'autant plus que, pour peu que l'on ait à faire une reproduction demandant un temps de pose suffisamment long, il peut se produire, pendant ce temps de pose, un obscurcissement du ciel, un nuage, et, par conséquent, le résultat obtenu est défectueux.

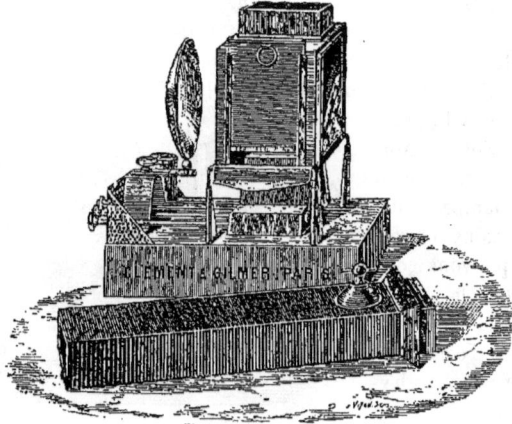

Fig. 56.

D'un autre côté, l'emploi de la lumière solaire nécessite presque toujours une pièce spéciale orientée au midi et surtout l'emploi d'appareils encombrants ou coûteux, tels que l'*héliostat* (*fig.* 57).

L'héliostat est un appareil destiné à fournir un faisceau de lumière solaire d'une direction constante, malgré le déplacement apparent du soleil.

Pour opérer avec la lumière solaire, si l'on se contentait,

en effet, d'envoyer celle-ci dans la direction du microscope, à l'aide d'un miroir, il faudrait à chaque instant rectifier la position de ce miroir, afin de « suivre le soleil ».

L'héliostat est précisément destiné à faire automatiquement cette opération.

Il se compose d'un miroir, pouvant se déplacer dans tous les sens et mû par un mécanisme d'horlogerie, de telle façon qu'une perpendiculaire, élevée à la surface du miroir, divise toujours en deux parties égales l'angle que forme la direction du soleil avec la direction du microscope. On conçoit que, si cette condition est réalisée, l'angle d'incidence étant toujours égal à l'angle de réflexion, la direction du rayon réfléchi sera invariable.

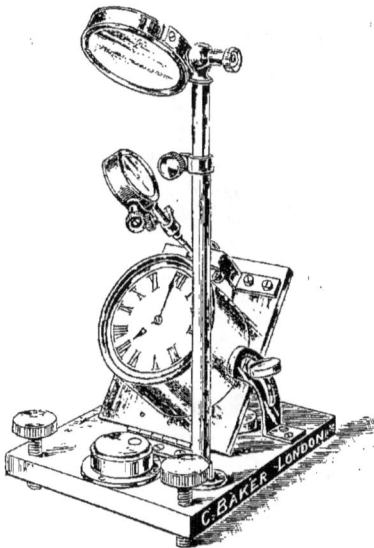

Fig. 57.

Il existe plusieurs modèles d'héliostats. Nous ne saurions ici les décrire complètement, et leur description n'aurait, d'ailleurs, pas d'intérêt pour le but qui nous occupe ; néanmoins, nous dirons en quelques mots le principe sur lequel ils reposent, afin de permettre au lecteur de se rendre compte de leur fonctionnement.

L'héliostat le plus simple est celui de Fareinheit. Il se

compose d'un mécanisme d'horlogerie (analogue à une horloge ordinaire) qui entraîne un axe à raison d'un tour par
vingt-quatre heures. L'horloge est inclinée de telle façon
que cet axe, prolongé, viendrait rencontrer la sphère céleste
précisément au pôle. Autrement dit, si l'on compare cet axe
à celui des aiguilles d'une montre ordinaire, le cadran de la
montre ferait la verticale, un angle égal à la latitude du lieu
où l'on opère.

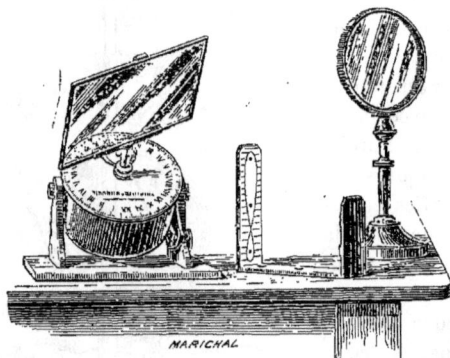

FIG. 58.

L'axe porte un miroir qu'il entraîne dans son mouvement
de rotation. Ce miroir est monté de façon à ce qu'on puisse
varier son inclinaison sur l'axe, et on détermine chaque jour
sa position de façon à ce que sa moyenne fasse avec l'axe
un angle égal au demi-complément de la déclinaison du
soleil. Autrement dit, la normale au miroir partage toujours
en deux parties égales l'angle que fait la direction du soleil
avec la ligne des pôles, et le rayon réfléchi est constamment
dirigé suivant cette dernière ligne.

Ainsi qu'on le voit, cet héliostat ne peut donner le rayon
réfléchi que suivant une direction déterminée. S'il est néces-

saire de l'avoir dans une direction quelconque (et c'est presque toujours le cas), il faut avoir recours à des appareils plus compliqués, ou bien employer un second miroir.

L'appareil le plus employé, pour arriver à obtenir un faisceau lumineux d'une direction arbitraire, est l'héliostat de Silbermann.

Cet appareil se compose d'un mouvement d'horlogerie orienté comme le précédent. A l'aide de systèmes articulés, ce mécanisme imprime au miroir un mouvement complexe, qui réalise son orientation suivant le principe que nous exposions plus haut.

L'appareil est pourvu de mouvements rectificateurs, qui permettent de l'employer sous les diverses latitudes et donner au rayon réfléchi la direction désirée (*fig.* 58).

CHAPITRE V

DE LA MISE AU POINT

Il nous faut nous occuper maintenant des différentes phases par lesquelles nous devrons faire passer nos préparations avant d'arriver à en obtenir l'épreuve définitive.

Pour obtenir un négatif, nous avons à considérer deux facteurs : la mise au point et le temps de pose.

Voyons tout d'abord le premier de ces deux facteurs.

On entend par mise au point les déplacements successifs que l'on fait subir à l'objectif du microscope pour arriver à obtenir sur le verre dépoli de la chambre noire la projection de la préparation histologique ou bactériologique que l'on se propose de reproduire en photographie.

Comment doit-on l'effectuer ?

Suivant que l'on opérera à la lumière solaire ou avec le secours d'une des sources lumineuses que nous avons indiquées ; suivant que l'on aura affaire à une préparation microscopique ou à une préparation macroscopique ; suivant encore que la source lumineuse que l'on emploiera éclairera tout l'intérieur du laboratoire, ou sera condensée en un seul point, c'est-à-dire sur le miroir, on se couvrira ou non la tête d'un voile noir épais, de façon à intercepter les rayons lumineux qui, en se réflétant sur la glace sensible, pourraient gêner l'examen de la projection obtenue.

Nous qui nous servons exclusivement du pétrole et qui n'opérons que le soir, nous ne nous servons jamais de voile noir, que nous ayions affaire à un grossissement de 20 diamètres ou de 1.500.

Nous employons une petite lanterne à projection de Laverne, lanterne dont nous avons enlevé l'objectif. Cette lampe possède deux mèches plates et est munie d'un condensateur de 130 millimètres.

De cette façon, outre le pouvoir éclairant de la lampe elle-même, nous avons encore une augmentation de la source lumineuse, laquelle est concentrée en un seul point, qui est le miroir, si nous faisons de la photomicrographie verticale, ou bien sur le dessous de la platine du microscope et, par conséquent, sur la préparation elle-même, si nous faisons de la photographie horizontale.

Il est bon, dans ce dernier cas, d'interposer entre la source lumineuse et la préparation une lame de verre dépoli, de façon à empêcher un excès de lumière très préjudiciable pour effectuer une mise au point rigoureuse.

Il faudra aussi avoir bien soin que la partie supérieure du corps du microscope soit reliée à la partie de la chambre noire avec laquelle elle doit être en contact par un manchon d'étoffe ou une garniture quelconque, de façon à arrêter le moindre filet de lumière qui pourrait, lors du tirage de la plaque sensible, impressionner celle-ci et y occasionner des voiles.

Ceci dit, supposons que nous veuillions mettre au point aussi exactement que possible une préparation de *bactéridie charbonneuse*, par exemple. Nous commençons tout de suite par une mise au point assez difficile, de façon à ne pas être obligé de nous répéter. Notre préparation fixée sur la platine du microscope au moyen des valets, nous relions le tout à notre appareil de photomicrographie en ayant soin, comme nous l'avons déjà dit, de bien enserrer le col de la partie supé-

rieure du microscope dans un manchon d'étoffe. Ceci fait,
nous enlevons le verre dépoli et nous nous occupons de faire
converger les rayons de la source lumineuse sur la partie
centrale du miroir du microscope. Lorsque nous sommes
arrivés au but que nous nous étions proposé, nous replaçons le
verre dépoli et nous voyons de suite une circonférence lumineuse projetée au centre de la plaque de verre. Si, comme
nous l'avons indiqué dans un chapitre précédent, on a eu le
soin de tracer deux diagonales sur le verre dépoli, on se
rendra compte immédiatement si le microscope est placé
d'une façon absolument perpendiculaire au verre dépoli. Si
la circonférence projetée ne partage pas les diagonales en
quatre segments égaux, il faudra alors par tâtonnements
placer le microscope dans la position qu'il doit avoir.

On devra surtout veiller, si l'on fait de la photographie
verticale, et qu'à cet effet on emploie un microscope muni
du mouvement de renversement, on devra veiller, disons-nous,
à ce que la genouillère du microscope ou plutôt du mouvement de renversement soit serrée bien à fond et que la partie
supérieure du microscope soit bien dans l'axe de la partie
inférieure, autrement on cherchera souvent pendant longtemps avant de pouvoir trouver la cause du défaut de correction dans la projection. Une fois la projection parfaitement
centrée, il faut alors faire apparaître les éléments de la préparation.

A cet effet, on fait manœuvrer *lentement*, tantôt dans un
sens, tantôt dans un autre, la crémaillère dont sont munis
tous les bons microscopes aujourd'hui.

On arrive ainsi à voir apparaître les filaments de la bactéridie. A ce moment, on abandonne alors la crémaillère
pour ne plus employer que le bouton de la vis micrométrique. Grâce à l'emploi de celle-ci, on a bien moins de
chances d'avoir de ces brusques apparitions et disparitions
des éléments sur le verre dépoli, apparitions et disparitions

qui se produisent inévitablement dans les forts grossissements, si l'on emploie le mouvement à crémaillère.

On peut se rendre compte maintenant pourquoi, au début
de cet ouvrage, nous conseillions
à ceux qui veulent acheter un
microscope de le prendre muni
tout au moins d'un mouvement
rapide à crémaillère. Les microscopes à glissement ne sont bons
que dans l'emploi des préparations macroscopiques, et encore !

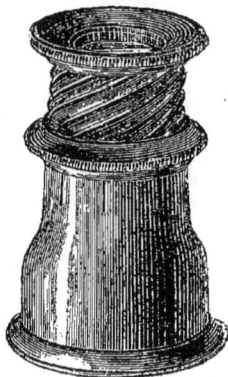

Notre préparation ayant été
mise au point aussi exactement
que possible sur le verre dépoli,
il nous faut maintenant perfec-
tionner cette dernière.

A cet effet, on remplace le
châssis à verre dépoli par un
Fig. 59.

autre châssis ne contenant, cette fois, qu'une *simple plaque
de verre.*

Si l'on regarde alors à l'œil nu, on ne voit absolument
rien. On ne distingue même plus la projection lumineuse
décrite plus haut.

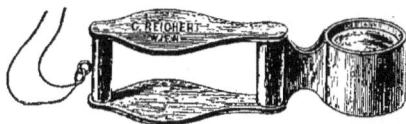

Fig. 60.

Il faut alors employer soit la loupe à vis d'Archimède
(*fig.* 59), soit celle en forme de trépied que Leitz fournit
avec ses appareils, ou encore celle à main de Reichert
(*fig.* 60). On pose cette dernière à plat sur le verre et on la

promène sur toute la surface, en manœuvrant en même temps le bouton de la vis micrométrique.

Nous devons faire ici une remarque d'une importance assez grande, c'est que, si l'on emploie des objectifs à sec, on peut, de suite, remplacer la plaque de verre par le châssis contenant la plaque sensible, tandis que, si l'on emploie les objectifs à immersion, ce qui est toujours préférable pour la reproduction de bactéries, il sera toujours bon d'attendre quelques minutes avant d'exposer la plaque sensible à l'impression.

Avant de le faire, on examinera de nouveau au moyen de la loupe si l'image est toujours aussi nette, et si on se trouve dans l'affirmative, alors, mais alors seulement, on pourra tirer son cliché.

Autrement, si l'on ne prend pas la précaution que nous venons d'indiquer, on se trouvera bien souvent, au développement, en présence d'une épreuve où l'on ne distinguera que le cercle noir de la projection. Cela tient à ce que le liquide d'immersion que l'on emploie n'a pas une consistance assez épaisse pour toujours conserver l'écart qui doit exister entre l'objectif et la lamelle sur laquelle le liquide est disposé.

Les liquides d'immersion, à notre avis, ne sont guère recommandables dans les appareils horizontaux de photographie, car, par suite de la pesanteur, le liquide a toujours une tendance à couler sur la lamelle et, par conséquent, à augmenter dans de notables proportions le défaut que nous venons de signaler.

Voilà pour la mise au point dans les appareils horizontaux et verticaux de petites dimensions, où l'on peut effectuer la mise au point à la main.

Si maintenant nous avons à nous occuper des appareils de grandes dimensions, tels que ceux de Nachet, de Reichert, de Zeiss, de Pringle, nous nous voyons obligés d'employer la tige de mise au point que nous avons décrite. Le résultat est toujours le même.

On peut dire en principe, et sans crainte d'être contredit, qu'une bonne épreuve photographique dépend non seulement d'un temps de pose exact, mais encore et surtout d'une mise au point absolument rigoureuse. Car, d'un cliché ayant été exposé à lumière ou trop longtemps, ou pas assez longtemps, on pourra toujours obtenir quelques résultats par suite des manipulations qu'on lui fera subir soit pour le renforcer, soit pour le dégrader.

On pourra toujours distinguer, vaguement, il est vrai, mais, enfin, on pourra distinguer l'ensemble de la préparation soit en regardant le négatif par transparence, soit par réflection, tandis qu'un cliché dont la mise au point aura été défectueuse ne donnera jamais, quelque excellente que soit la durée d'exposition aux rayons lumineux, qu'une épreuve absolument floue dans laquelle on ne distinguera rien.

Si, lorsque l'on est absolument sûr d'avoir bien mis au point l'objet que l'on se propose de reproduire, il arrive que, au développement du cliché, ce dernier ne présente pas les caractères de finesse que l'on avait remarqués sur le verre dépoli, cela tiendra à ce que le châssis portant la plaque sensible n'aura pas été construit exactement, ou bien encore qu'il se sera produit un mouvement, si léger soit-il, dans le corps de la chambre noire.

Nous le répétons donc encore une fois :

La bonne réussite d'une photomicrographie dépend de beaucoup de causes ; mais, parmi celles-ci, celle qui vient avant toutes les autres, c'est, sans contredit, la mise au point, et nous ne saurions trop attirer l'attention du lecteur à ce sujet.

CHAPITRE VI

LA PHOTOGRAPHIE DES OBJETS COLORÉS

C'est un fait établi depuis longtemps que la plaque photographique ne voit pas comme voit l'œil, autrement dit que les rayons lumineux qui impressionnent le plus facilement les substances sensibles ne sont pas ceux que l'œil perçoit le plus facilement. C'est ainsi que la couleur rouge est presque sans action sur la plupart des préparations photographiques, alors que pour l'œil elle est considérée comme une couleur vive.

Cette circonstance a, d'ailleurs, son bon côté, car, s'il en était autrement, nous serions obligés de manipuler les plaques sensibles dans l'obscurité absolue. Mais elle offre aussi des inconvénients. Si nous essayons de photographier, par exemple, un sujet comprenant des parties rouges et des parties violettes ou bleues, l'épreuve nous donnera une teinte foncée pour les parties rouges et une teinte claire pour le violet ou le bleu. Le sujet regardé directement offre l'apparence inverse, c'est-à-dire que le rouge est pour l'œil une couleur claire, et le bleu ou le violet, une couleur foncée. La photographie ne donne donc, dans ce cas, qu'une représentation inexacte des tons du sujet.

Le maximum de sensibilité de l'œil est pour les rayons

jaunes ; pour les préparations sensibles, il est très variable.
Ainsi, les anciennes plaques au collodion humide étaient
à peu près insensible à la lumière jaune. Les plaques ordinaires
au gélatino-bromure d'argent ont leur maximum de sensibilité dans le bleu clair.

Les difficultés qui proviennent de ces différences de sensibilité peuvent quelquefois être surmontées par l'emploi de
verres colorés placés devant l'objectif, ou entre les lentilles de
celui-ci. Ainsi une préparation où domine le bleu clair serait
difficile à photographier, le fond et le sujet s'impressionnant
presque de la même façon. A l'œil, cependant, le bleu se
détache très nettement sur le fond blanc. Dans ce cas, on
intercalera un verre jaune devant l'objectif ; en augmentant
le temps de pose, le fond s'impressionnera encore, tandis
que le bleu sera arrêté en partie par le verre jaune. Les verres
employés doivent être colorés dans la masse, et travaillés
pour assurer le parallélisme des deux faces.

L'emploi d'une lumière monochromatique pour éclairer
l'objet permet également d'obtenir, dans certains cas, de
bons résultats. Cette lumière s'obtient en plaçant devant la
lampe soit un verre coloré, soit, mieux, une cuve à faces
parallèles contenant une dissolution colorée (bichromate de
potasse pour la lumière orangée, sulfate de cuivre ammonia-
cal pour la lumière bleue. On peut employer également soit
une lame de verre, soit une feuille de mica ou de gélatine,
recouverte d'un vernis coloré.

Une solution de chromate neutre de potasse forme un
écran jaune susceptible d'absorber les rayons violets et
bleus. Une solution d'érythrine donne un écran rouge,
absorbant partiellement les rayons jaunes.

Ce dernier procédé, qui consiste à agir sur la couleur de
la source lumineuse, offre, en général, plus de ressources que
le précédent. Il est, en outre, d'une application plus facile.

L'addition de certaines substances au gélatino-bromure

d'argent permet de modifier sa sensibilité. L'addition d'éosine, par exemple, permet d'obtenir des plaques sensibles
aux rayons rouges. Les plaques ainsi préparées, dites *isochromatiques*, ou *orthochromatiques*, sont employées avec
succès pour la photographie du paysage et la reproduction
des tableaux. Elles rendent des services en photomicrographie.

En réalité, on n'est pas arrivé à préparer des plaques dont
l'échelle de sensibilité pour les diverses couleurs soit la
même que pour l'œil, mais on est arrivé néanmoins à s'en
rapprocher plus qu'avec les plaques au gélatino-bromure
seul.

On trouve dans le commerce diverses sortes de plaques
orthochromatiques. La maison Lumière, par exemple, en
prépare deux séries : l'une sensible au jaune et au vert,
l'autre sensible au jaune et au rouge. On augmente l'effet
orthochromatique en intercalant un verre jaune dans ou
devant l'objectif. Il faut, naturellement, dans ce cas, augmenter considérablement le temps de pose (quintupler au
moins).

Les plaques sensibles au jaune et au vert se manipulent,
comme les préparations ordinaires, à la lumière rouge ; elles
donnent de bons résultats pour la photomicrographie des
objets dont les teintes dominantes se rapprochent du jaune
et du vert.

Les plaques sensibles au jaune et au rouge se manipulent
à la lumière verte très faible.

On peut transformer soi-même les plaques ordinaires en
plaques orthochromatiques, en les plongeant dans des bains
contenant de la cyanine ou de l'érythrosine.

M. Monpillard a indiqué les formules suivantes. Pour les
plaques sensibles au jaune, au vert jaune et au jaune
orange, on commence par préparer une solution mère contenant :

A. Erythrosine B ....,.................   1 gr.
   Eau distillée.......................   1.000 cc.

Le bain sensibilisateur est composé de :

Solution A ....   4 cc.
Eau distillée...‘......................   100 cc.
Ammoniaque...‘...........‘.............   0cc,5

Pour les plaques sensibles au rouge et au rouge orangé,
on prépare la solution mère suivante (conserver dans l'obscurité) :

B. Cyanine ....   0cc,2 .
   Alcool à 95°......................   100 cc.

Le bain est composé de :

Solution B...........................   4 cc.
Eau distillée ....   100 cc.
Alcool à 95°.........................   5 cc.
Ammoniaque 1cc,5

On orthochromatise les plaques en les plongeant pendant
deux minutes dans l'un de ces bains. On les lave ensuite
dans trois cuvettes d'eau distillée, et on sèche dans l'obscurité aussi rapidement que possible.

Il faut opérer la sensibilisation dans un laboratoire peu
éclairé, et recouvrir la cuvette pendant l'opération.

On peut obtenir des plaques sensibles au jaune et au rouge
en les plongeant d'abord dans :

Solution A ....   20 cc.
Eau distillée.........................   80 cc.

les lavant ensuite, et les plongeant, enfin, dans le bain de
cyanine, dont la formule est donnée plus haut.

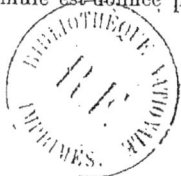

7

Il y a avantage à employer ces plaques avec des écrans, comme nous le disions ci-dessus.

M. Monpillard a donné le tableau suivant, qui peut guider dans le choix des solutions sensibilisatrices et celui des écrans colorés :

Objets monochromes

		Ecrans.
Bleu ou violet { foncé, clair, }	Bain d'érythrosine.	{ Jaune clair. Jaune foncé ou orangé. }
Vert, jaune, jaune orangé,	Bain d'érythrosine.	Jaune foncé ou orangé.
Rouge orangé, rouge foncé,	Bain de cyanine.	{ Jaune foncé, puis rouge. orangé, puis rouge. }

Objets polychromes

		Ecrans.
Vert et jaune,	Bain d'érythrosine.	Jaune foncé.
Vert et rouge, jaune et rouge,	Bain d'érythrosine.	Jaune foncé, puis rouge.
Vert et rouge, jaune et rouge,	Bain d'érythrosine et cyanine.	Jaune foncé ou orangé.
Bleu ou violet, avec jaune,	Bain d'érythrosine.	Jaune clair ou foncé, ou orangé, suivant l'intensité du bleu et du violet.
Bleu ou violet, avec rouge,	Bain de cyanine.	Les mêmes, et continuer avec le rouge, s'il y a nécessité.

En ce qui concerne le développement, fixage, etc., des plaques orthochromatiques, la marche à suivre est exactement la même que pour les plaques ordinaires. La seule précaution à observer est d'opérer toujours avec une lumière très faible.

Pour terminer, il nous resterait à parler de la reproduction des couleurs par la photographie. Ce problème, poursuivi depuis longtemps, n'a pas encore été résolu d'une façon pratique. Les belles recherches de M. Lippmann ont permis néanmoins d'en entrevoir la solution, mais jusqu'ici la question reste à l'état d'étude. Le procédé de M. Lippmann permettrait d'obtenir une image en couleurs, en une seule pose et sur la même préparation.

D'autres procédés (celui de Ducos du Hauron par exemple), reposent sur la combinaison de trois épreuves tirées sur trois clichés types, reproduisant chacun une des couleurs mères du sujet.

Aucun de ces procédés n'étant jusqu'ici susceptible d'être utilisé d'une façon courante en photomicrographie, nous nous contenterons de les mentionner, en renvoyant nos lecteurs aux traités spéciaux.

CHAPITRE VII

DU TEMPS DE POSE

On appelle temps de pose le laps de temps pendant lequel on doit laisser une glace sensible s'impressionner aux rayons de la source lumineuse.

Ce temps de pose peut varier dans de nombreux cas. Ainsi, pour l'étude qui nous intéresse, dans certains cas, une seconde, une demi-seconde même est suffisante pour bien sensibiliser une plaque, tandis que, dans d'autres circonstances, nous serons obligés de poser cinq, dix, quinze, vingt minutes.

Voyons donc quelles sont les raisons qui nous font ainsi augmenter ou diminuer l'exposition de notre plaque à la lumière.

Pour parler théoriquement, nous nous trouvons en présence, lorsque nous voulons faire une photographie, de causes qui sont de trois ordres :

1° Optiques ;

2° Physiques ;

3° Chimiques.

Nous poserons comme axiomes que :

1° Les temps de pose sont directement proportionnels aux carrés des distances focales, c'est-à-dire que, tout en conservant la même partie optique, plus nous donnerons de tirage à notre chambre noire, plus nous devrons laisser notre glace sensible s'impressionner ;

2° Les temps de pose sont inversement proportionnels aux carrés des diamètres des ouvertures, c'est-à-dire que si nous avons un objectif dont la lentille antérieure a 1 centimètre de diamètre par exemple, et que nous sachions qu'avec cet objectif il nous faut poser trente secondes, si nous venons à le remplacer par un autre n'ayant que 2 millimètres de diamètre, il nous faudra poser avec ce dernier $30 \times 10 : 2 = 150$ secondes, ou deux minutes et demi.

Cette théorie peut aussi s'appliquer, quoique dans de moindres proportions, à l'emploi des diaphragmes.

Voilà pour les causes optiques.

Passons maintenant une revue rapide des causes chimiques.

Nous nous trouvons ici en présence de :

1° La puissance photogénique de l'objectif;

2° La sensibilité de la plaque.

Nous ne nous occuperons pas de la première de ces causes, car cela nous entraînerait dans des détails qui n'ont leur place que dans des traités spéciaux. Nous ne parlerons donc que de la sensibilité de la plaque.

Cette sensibilité peut varier dans des conditions très grandes, suivant la composition de la formule, suivant l'ancienneté de ces plaques, suivant qu'elles auront été conservées dans un endroit sec ou humide, etc., etc.

On peut encore ajouter aux causes que nous venons d'énumérer l'emploi des verres de couleur, par exemple les verres jaunes, qui, employés avec les plaques iso ou orthochromatique (et même avec les plaques ordinaires, mais, dans ce cas, en employant un verre très foncé se rapprochant du brun Bismark), nécessitent une exposition, en moyenne, quinze fois plus longue qu'avec la lumière ordinaire.

Sans vouloir entrer dans de trop grands détails, nous

sommes cependant forcé d'insister sur certains points qui
peuvent paraître fastidieux de prime abord, mais possèdent
cependant leur utilité.

Ce que nous cherchons surtout à éviter, c'est le découra-
gement qui surviendrait fatalement chez des débutants, si,
animés de bonnes intentions et tout disposés à faire de belles
photomicrographies, n'ayant pas de données suffisantes, ils
employaient inutilement, comme cela nous est arrivé à
nous-même, des douzaines de plaques avant d'arriver à en
obtenir une seule à peu près passable.

La photographie appliquée à la reproduction de préparations d'histologie et de bactériologie demande énormément
de soins et de tâtonnements, même en ayant des données.

Ce n'est qu'à force de patience et de persévérance que l'on
arrive à se familiariser avec les diverses méthodes utiles
dans le cas.

Au bout de quelques mois de pratique minutieuse et
attentive, ce qui paraissait si difficile au début n'est plus
qu'une routine.

Pour faciliter l'évaluation du temps nécessaire à la bonne
sensibilisation d'une plaque, on a construit un grand nombre
d'appareils, d'instruments plutôt, auxquels on a donné le nom
de *Photomètres*.

Malheureusement, ces instruments, qui rendent de grands
services dans la photographie ordinaire, ne nous donnent
pas les mêmes résultats dans la pratique de la photomicrographie.

A notre avis, le seul instrument réellement pratique pour
nous, c'est le *sensitomètre* de Warnerke dont M. Viallanes,
le premier, a préconisé l'emploi dans son *Traité de la Photographie appliquée aux études d'Anatomie microscopique*.

Nous l'avons essayé après avoir tenté de nous servir du
photomètre Decoudun, et nous avons pu nous rendre compte
de son utilité.

Sans vouloir décrier le photomètre Decoudun, nous sommes forcé d'avouer que bien peu nombreuses sont les occasions où le temps de pose que nous indiquait celui-ci a été exact.

Le *Sensitomètre* de Warnerke est une plaque de verre divisée en vingt-cinq carrés numérotés, correspondant chacun à une teinte graduée d'une façon régulière. La teinte augmente graduellement du n° 1 au n° 25.

Pour s'en servir et déterminer le temps pendant lequel on devra laisser la plaque sensible exposée à la lumière, on recouvre cette dernière avec le sensitomètre, ce dernier en avant, on porte le tout dans le châssis et l'on place ce dernier sur la chambre noire.

Il faut avoir eu soin, au préalable, de préparer le microscope et l'éclairage comme nous l'avons indiqué dans le chapitre précédent.

Une fois le châssis en place, on tire le volet et l'on expose le tout à la lumière que l'on emploie, soit le pétrole, le bec Auer, les lumières électrique, oxhydrique, etc.

On laisse le volet ouvert pendant quelques secondes ; on le ferme et on transporte le tout dans le laboratoire, où l'on développe alors la plaque.

Ici nous ferons remarquer que, si l'on emploie des préparations colorées en bleu ou en violet, il faudra, avant d'employer le sensitomètre, obtenir une lumière jaune, brune en plaçant un verre de cette couleur soit sur l'oculaire, si l'on fait de la photographie verticale, soit sur la platine du microscope, si l'on a une disposition horizontale, de façon que l'on obtienne le temps de pose absolument correct.

On peut alors se rendre compte si la lumière a été suffisante pour impressionner tous les numéros de la plaque.

On verra alors quel est le carré qui a été le plus sensibilisé.

Pour mieux faire comprendre notre définition, supposons que, ayant laissé la plaque sensible en contact avec les rayons lumineux pendant une durée de dix secondes, nous trouvions au développement de ladite plaque que le n° 15 est celui qui se détache le mieux. Les numéros au dessus et au dessous présenteront des teintes plus ou moins pâles, plus ou grises. Nous aurons donc bien des chances pour que ce n° 15 soit celui qui représente le temps de pose exact. Pour bien s'en assurer, séchons notre cliché après lui avoir fait subir les opérations de fixage et de lavage requis, et tirons une épreuve sur papier.

Nous serons alors fixés exactement sur le chiffre que nous devrons prendre.

Nous donnerons plus loin les chiffres en secondes correspondant à chacun des numéros du sensitomètre.

On peut reprocher au sensitomètre de nécessiter l'emploi de deux plaques pour en obtenir une seule; mais, grâce à cela, grâce à cette perte de la plaque sur laquelle on applique le sensitomètre, on peut être sûr d'en économiser bien d'autres que l'on aurait gâchées, perdues, si l'on avait procédé par tâtonnements.

Nous nous expliquons. On comprend facilement que la plaque sensible sur la face gélatinée de laquelle on a placé le sensitomètre, une fois qu'elle a été impressionnée et développée, ne peut plus servir à rien.

Elle a rempli son office, qui était d'indiquer un numéro, numéro correspondant à un nombre de secondes que donne la table qui a été dressée pour chacune des cases et, par conséquent, pour chacune des teintes.

Une fois que l'on sait combien de secondes on devra poser, on placera alors une nouvelle plaque sensible provenant de la même marque et *de la même boîte* dans le châssis, et l'on sensibilisera celle-là sans le sensitomètre.

Au développement, on obtiendra alors la reproduction

exacte (si la mise au point a été parfaite) de la préparation
que l'on se proposait de photographier.

Le temps de pose indiqué par la table sera, nous nous
empressons de le dire, pour le fond de la préparation. Il
faudra donc calculer en même temps l'action photogénique
ou antiphotogénique des différents réactifs colorants employés pour les éléments de la préparation. Aussi, comme
nous l'avons déjà dit, si on est obligé d'employer une lumière
monochromatique jaune et que l'exposition à la lumière
indiquée par la table soit de dix secondes, il nous faudra poser
en moyenne quinze fois plus, soit cent cinquante secondes,
de façon à obtenir au tirage définitif non seulement le fond
de la préparation (blanc la plupart du temps), mais encore
les éléments soit histologiques, soit bactériens.

Le sensitomètre, comme le dit lui-même M. Viallanes, n'a
pas été inventé pour apprécier la durée du temps de pose,
mais pour connaître le degré de sensibilité des plaques photographiques que l'on a occasion d'employer.

Néanmoins, on doit être très reconnaissant à M. Viallanes[1]
de la destination qu'il a donnée à cet instrument, car, nous
le répétons, c'est le seul qui puisse nous être réellement
utile.

Ce sensitomètre est d'un prix relativement élevé, car il
coûte 25 francs, mais celui qui veut faire consciencieuse-
ment de la photomicrographie, *sans risques de décourage-
ment*, aura bien vite regagné cette somme, tant au point de
vue des résultats obtenus, qu'au point de vue de l'économie
des plaques qu'il n'aura pas perdues par suite d'une aberration dans le temps de pose.

Les teintes qui sont employées sont calculées de telle sorte
qu'elles suivent une progression à laquelle on peut se rapporter.

[1] VIALLANES, *la Photographie appliquée aux études d'Anatomie microscopique.*

Ces teintes sont graduées de telle façon que, s'il faut une quantité 1 de rayons lumineux pour impressionner le n° 1, il faudra une quantité de rayons représentée par 1 1/3 pour imprimer le n° 2 et une quantité représentée par 765 pour le n° 25.

Par conséquent, si, avec une plaque donnée et une source lumineuse constante, nous devons poser une seconde pour imprimer le n° 1 ; pour le n° 15, dont nous parlions tout à l'heure, nous devrons poser quarante-huit secondes. Et si nous avons à interposer un verre jaune, il nous faudra poser $15 \times 48 = 720$ secondes. Le tableau suivant donne les rapports exacts pour chacun des numéros du sensitomètre.

Nᵒˢ du sensitomètre.	Secondes.	Nᵒˢ du sensitomètre.	Secondes.
1	1	14	36
2	1 1/3	15	48
3	1 3/4	16	53
4	2 1/3	17	84
5	3	18	110
6	4	19	145
7	5	20	192
8	7	21	253
9	9	22	334
10	12	23	440
11	16	24	580
12	21	25	765
13	27		

Si l'on a affaire à des préparations d'histologie colorées en rouge, en bleu, il faudra avoir soin, dans ce cas, d'interposer entre l'objectif et le sensitomètre le verre jaune brun Bismark et, en prenant un temps que l'on juge approximativement, poser quinze fois plus. Nous parlons, en ce moment-ci, des préparations embrassant tout le champ de l'objectif et teintes uniformément.

Outre le sensitomètre de Warnerke, il existe encore un photomètre connu sous le nom de photomètre perpétuel, d'Abel.

Nous n'en parlerons que pour la forme :

C'est un actinomètre chimique basé sur l'emploi du chlorure d'argent, qui est blanc lorsqu'il se trouve dans l'obscurité, et qui se colore en violet sous l'action de la lumière, tout en ayant la propriété de redevenir blanc lorsqu'on le replace dans l'obscurité.

Pour s'en servir, on ouvre la boîte, on dresse un petit tablier qui sert de mesureur de temps, on attend que le tube contenant le chlorure d'argent ait atteint la couleur violette, dont un échantillon est peint sur le côté de la boîte, et l'on compte combien de sabliers ont été épuisés. Le sablier doit être retourné chaque fois qu'il est vide et demande quinze secondes pour se vider.

Le nombre de sabliers épuisés donne le nombre de degrés actiniques de la lumière existant au moment de l'opération.

Nous ne croyons pas que cet actinomètre soit d'un usage bien commode pour nous et nous donne des résultats bien pratiques. Nous n'en parlons donc, comme nous l'avons dit, que pour la forme.

Grâce aux indications que nous venons de donner, le lecteur pourra marcher sans crainte. Il aura bien encore par-ci par-là quelques échecs, mais ces échecs ne seront rien en comparaison de ceux qu'il aurait eus s'il lui avait fallu apprécier sans données certaines le temps de pose nécessaire à la sensibilisation de ses plaques. A ce sujet, nous devons cependant citer le temps de pose que le Dr Woodward jugeait utile pour photographier une préparation à un grossissement de 1/1000 diamètre, et cela suivant les différents éclairages employés.

D'après ces expériences [1], la lumière électrique demande :

Avec un écran de verre dépoli, trois minutes ; sans écran trente secondes ;

[1] HUBERSAN, *Précis de Photomicrographie.*

La lumière magnésienne :

Au delà de 1000/1, démesurée ; à 500/1, trois minutes ;

La lumière oxycalcique :

La même chose que pour la lumière magnésienne ;

La lumière solaire :

Éclairage oblique : grossissement 2500/1, trois minutes.

Le Dr Woodward s'est servi pour ses expériences de plaques sensibles au collodion humide.

On ne peut donc considérer les notes ci-dessus que comme un renseignement ne pouvant guère être utilisé aujourd'hui, vu l'emploi si répandu des plaques au gélatino.

CHAPITRE VIII

DES DIFFÉRENTS RÉACTIFS COLORANTS EMPLOYÉS EN HISTOLOGIE ET EN BACTÉRIOLOGIE

Quels sont les réactifs colorants que nous employons le plus fréquemment tant pour l'histologie que pour la bactériologie ?

Ces réactifs peuvent être divisés en deux classes:

1° Les couleurs basiques, qui sont de beaucoup les plus nombreuses ;

2° Les couleurs acides.

Jetons un coup d'œil rapide sur leur emploi et sur les avantages et les inconvénients que chacune d'entre elles peut présenter.

Les couleurs basiques comprennent les séries : rouge violet, bleu, vert, brun.

Les couleurs acides ne comportent guère qu'une seule espèce, celles des rouges, qui, hâtons-nous de le dire, est assez rarement employée.

Nous pouvons dire, d'ores et déjà, qu'appelés à photographier non seulement des bactéries seules, mais encore des bactéries disséminées au milieu de tissus, colorés eux aussi, pour arriver à bien différencier le tout, nous emploirons toujours les couleurs basiques pour colorer les microbes,

tandis que nous réserverons les couleurs acides pour le fond
de la préparation.

Dans la première série, le rouge, le violet ét le bleu sont
le plus fréquemment employés, soit en histologie, soit en
bactériologie, mais tous ne nous donnent pas de bons résultats.

Il n'y a qu'avec les plaques orthochromatiques que nous puis-
sions en obtenir un résultat, car avec les plaques ordinaires
le résultat sera toujours négatif.

Prenons séparément chacune de ces couleurs.

Ce que l'on reproche, avec juste raison, à la série des rouges
et en particulier à la fuchsine, c'est de grossir assez fortement
les éléments qui en sont imprégnés et de ne donner aucune
finesse de détails.

Ces couleurs sont reproduites en noir intense sur le papier
sensible, si le temps de pose a été correct et s'applique particulièrement à la reproduction de bacilles ou de filaments volumineux et ne présentant pas d'espace clair, tels que le
bacillus anthracis ou le *leptothrix buccalis.*

La série des violets nous donnera déjà plus de finesse dans
les détails que la série précédente, mais nous devrons mettre
en pratique ici l'interposition des verres colorés.

Parmi les violets, les plus usités en bactériologie sont:
ceux de gentiane, de méthyle, le kryssiall-violet, etc.

Nous pouvons et nous devons même ajouter à ceux-ci la
coloration connue sous le nom de Gram, qui est une de celles
qui se reproduit le mieux, surtout lorsque l'on n'a pas trop
laissé séjourner l'alcool sur la lamelle. Malheureusement, tous
les microbes ne prennent pas le Gram, et l'on ne pourra
employer ce réactif colorant que dans quelques cas.

Si maintenant nous nous occupons de la série des bleus,
nous arrivons au summum de finesse et de détails. Mais aussi
nous avons beaucoup plus de difficulté pour effectuer la mise
au point. De plus, le temps de pose doit être calculé d'une

façon absolument parfaite, surtout si la préparation n'a pas de fond, c'est-à-dire si sur la lamelle il n'y a absolument que les microbes.

Un moyen de tourner la difficulté sera, dans ce cas, d'interposer un verre jaune, qui, par suite du mélange avec le bleu, donnera du vert auquel sont sensibles les plaques de la série A de Lumière.

Le bleu le plus couramment employé, c'est le bleu de méthylène, mais celui avec lequel on obtient certainement les préparations les plus fines, c'est celui dit de Löffler.

Dans la série des couleurs basiques, il ne nous reste plus à parler que des bruns qui sont représentés par la vésuvine ou brun Bismark.

C'est un réactif colorant assez stable, mais colorant d'une façon plus ou moins intense et au bout d'un temps plus ou moins long les microbes avec lesquels on le met en contact. Il présente, en tous cas, l'avantage énorme de permettre l'emploi de plaques ordinaires et supprime, par conséquent, l'interposition de verres de couleur.

Si tous les microbes voulaient s'en laisser pénétrer, ce serait certainement un des meilleurs réactifs à employer pour la photographie, mais, comme nous le disions plus haut, il colore d'une façon plus ou moins intense, suivant les espèces. En tout cas, lorsqu'on réussit une préparation avec cette couleur, on obtient une finesse de détails aussi grande qu'avec la série du bleu.

Tels sont donc les avantages et les inconvénients inhérents à chaque série que nous allons résumer en bloc et par ordre de préférence :

1° *Vésuvine*. Finesse de détails. Vient bien avec les plaques ordinaires;

2° *Fuchsine*. Grossit les objets. Reproduction en noir intense. Nécessite des plaques orthochromatiques ;

3° *Gram*. Excellente différenciation, surtout pour les

bacilles volumineux. Nécessite les plaques orthochromatiques ;

4° *Violets et bleus.* Finesse excessive, mais demandant, pour
obtenir de bons résultats, une mise au point absolument
parfaite, et surtout une exposition à la lumière très exacte.
Nécessite l'emploi de verre jaune et de plaques orthochromatiques.

Jusqu'ici, si l'on ne prend pas de précautions toutes spéciales, les résultats risquent d'être défectueux. Frappé de
l'inconvénient d'être obligé d'employer des plaques spéciales
et de l'inconvénient, non moins grand, d'obtenir une lumière
monochromatique par l'interposition de verre jaune, ce qui
nous demande, comme nous l'avons dit, un temps de pose
quinze fois plus long, nous avons cherché à remédier à ces
inconvénients, et nous pouvons aujourd'hui affirmer que
nous sommes arrivé au but que nous nous étions proposé,
c'est-à-dire emploi de n'importe quelle marque de plaques,
ce qui nous permet de réaliser une économie assez grande,
et, d'un autre côté, suppression des verres de couleur.

Nous sommes arrivé à ce résultat en employant la méthode d'imprégnation préconisée par Van Ermengen pour
faire ressortir les flagella que possèdent les bacilles typhique
et coli.

Grâce à cette méthode, nous avons pu nous rendre compte
que la finesse des détails était beaucoup plus grande que
celle que l'on obtenait avec les meilleures colorations au
bleu. Ainsi, pour ne citer qu'un exemple, le pneumocoque
de Friedländer, qui n'est encapsulé que lorsqu'on le tire du
sang d'un sujet malade, ce pneumocoque, disons-nous, nous
a donné, dans une culture en bouillon peptone et par la
méthode Van Ermengen, une capsule absolument nette et
se détachant d'une façon intense sur le fond de la préparation, qui était légèrement grumeuse.

Nous sommes persuadé que, pour la photomicrographie,

cette méthode est appelée à remplacer tous les autres modes de coloration, car les résultats obtenus sont tellement merveilleux qu'il n'y a pas à hésiter un seul instant sur le plus ou moins de temps qu'il faut pour faire la préparation que l'on se propose de photographier.

Voici la manière dont il faut procéder:

Après avoir bien nettoyé une lamelle au moyen d'un mélange d'alcool et d'éther à parties égales, on étale dessus, une fois sèche, quelques gouttes d'eau distillée, dans laquelle on a, au préalable, dilué une très minime quantité de la culture que l'on veut photographier.

Ceci fait, on attend que l'eau se soit évaporée, et l'on fixe le tout au moyen du mélange d'alcool et d'éther que nous avons décrit.

Puis, quand la lamelle est sèche de nouveau, on verse dessus quelques gouttes d'un bain fixateur de :

> Solution d'acide osmique à 2 0/0..........   1 gr.
> Solution de tanin de 10 à 25 0/0..........   2 —

On laisse agir pendant trente minutes à froid et cinq minutes à 60°. On lave alors bien soigneusement et l'on plonge la lamelle pendant quelques secondes dans un bain d'argent de 0,5 à 0,25 0/0 de concentration.

On sort et, sans laver, on transporte la lamelle dans un bain réducteur contenant :

> Acide gallique.........................   5 gr.
> Tanin ....   3 —
> Acétate de soude fondu................ 10 —
> Eau distillée.......................... 350 —

Les lamelles ne séjournent que quelques instants dans ce bain, puis sont transportées de nouveau dans le bain d'argent jusqu'à temps qu'elles commencent à noircir. On les

8

retire, on lave bien soigneusement, on sèche et l'on monte
au baume.

Tel est le procédé indiqué par Van Ermengen pour la
coloration des bactéries à flagella.

Étudions maintenant les réactifs çolorants les plus usités
en histologie. Dans le cas présent, nous aurons à faire aussi
bien aux couleurs basiques qu'aux couleurs acides.

Pour plus de clarté, nous ferons la même classification
que celle que nous avons faite pour la bactériologie proprement dite, avec la seule différence que la première place
ne sera plus occupée par le brun Bismark, mais par un
autre mode de coloration qui se rapproche sensiblement de
la méthode de Van Ermengen. Nous voulons parler des
imprégnations proprement dites. On peut les définir ainsi :

Les imprégnations sont des colorations obtenues par la
formation, au milieu des éléments d'un tissu, d'un précipité
métallique excessivement fin.

Les principales imprégnations se font avec l'argent ou
avec l'or. A ceux-ci, on peut encore ajouter le chlorure de
palladium, l'osmium, le chromate de plomb, le perchlorure
de fer, le sulfate de cuivre, etc., méthodes décrites tout au
long dans les traités spéciaux.

Avec l'or ou l'argent, on obtient des préparations de toute
beauté, préparations qui peuvent se laisser surcolorer par
d'autres réactifs colorants.

Ainsi, on peut, d'après Pfitzner, faire suivre avec avantage
une imprégnation à l'or d'une coloration à la safranine, ou
bien, d'après Renaut, employer l'éosine avec le nitrate
d'argent.

Lorsque l'on aura à photographier des préparations d'histologie, on se trouvera donc toujours bien, si l'on fait des
imprégnations, de faire suivre celles-ci d'un réactif colorant
quelconque.

L'argent s'emploiera principalement pour démontrer le

contour des cellules, faire ressortir des espaces lacunaires.

Le chlorure d'or sera employé avec grand avantage pour les organes nerveux et, en particulier, la pulpe dentaire, les tissus conjonctifs et la cornée.

L'osmium, ou acide osmique, sera tout indiqué dans les cas de coupes de pulpes que l'on supposera atteintes de dégénérescence graisseuse, car il possède la propriété de se colorer en noir foncé en présence de matières grasses. Il sera aussi très utile pour déceler les ramifications nerveuses vivantes des nerfs de la pulpe, qu'il colorera en bleu noir.

Polaillon a préconisé l'emploi du perchlorure de fer, qu'il réduit par l'acide tanique pour l'étude du tissu nerveux qui, seul, brunit.

Voilà pour les principales imprégnations, et l'on voit que l'on en a un grand choix.

Parmi les réactifs colorants doubles les plus employés, il nous faut citer, en premier lieu, le picro-carmin de Ranvier, que l'on emploiera avec tout bénéfice, lorsque l'on se servira de plaques de lumière série B, sensibles au jaune et au rouge. Ce même picro-carmin pourra encore s'associer au vert de méthyle, au vert d'iode pour l'étude des tissus osseux et glandulaires, pour la peau.

Par ordre d'utilité, au point de vue photographique, viendront ensuite : l'hématoxyline éosinée, pour les photomicrographies de coupes de glandes salivaires ; l'hématoxyline associée au vert d'iode, pour les coupes de la langue soit de l'homme, soit des animaux.

On pourra aussi se servir utilement du brun Bismark associé au vert de méthyle, mais employant les plaques de la série A.

Pour l'étude du développement du follicule, on aura tout avantage à se servir du carmin au borax de Merkel.

Parmi les réactifs simples, on emploiera le carmin à l'ammoniaque, qui possède une action très marquée sur les cellules ganglionnaires et leurs prolongements, sur les cellules du tissu conjonctif et les vaisseaux.

L'aniline blue-black ou noir d'aniline est tout spécialement recommandée, lorsque l'on aura affaire à des coupes de tissus nerveux que l'on voudra photographier. Les plaques ordinaires pourront être employées dans ce cas.

Enfin, l'éosine et le violet d'aniline seront très utiles dans certains cas, mais à la condition d'employer des plaques orthocromatiques.

Voilà pour les réactifs colorants qu'il sera préférable d'employer lorsque l'on voudra photographier des préparations d'histologie.

Nous les avons toutes essayées et c'est en connaissance de cause que nous les recommandons.

CHAPITRE IX

DU DÉVELOPPEMENT

La question du développement d'un cliché a déjà été décrite bien des fois dans tous les ouvrages traitant de photographie.

Nous ne pouvons cependant faire autrement que d'en dire quelques mots.

On entend par développement les manipulations que l'on fait subir à une glace sensible ayant été impressionnée, pour arriver à faire apparaître la préparation que l'on se propose de reproduire en photographie.

Le développement, dans le cas présent, nous mettra en présence d'un négatif.

Il comprend plusieurs temps, savoir :

1° La sortie de la plaque sensible du châssis ;
2° L'époussetage ;
3° L'immersion dans le révélateur ;
4° Le lavage ;
5° Le fixage ;
6° Le lavage.

Prenons séparément chacune de ces opérations.

Sortie de la plaque sensible du châssis. — Les plaques ordinaires se développent toujours dans un laboratoire éclairé à la lumière rouge foncé. Si l'on se sert de plaques isochromatiques, il faudra varier la couleur de l'éclairage. Ainsi la série B de lumière comporte des plaques sensibles au jaune et au rouge. Il faudra, dans ce cas, remplacer le verre rouge par un ou plusieurs verres vert foncé et ne donner que le moins d'éclairage possible. La série A, sensible au jaune et au vert, nécessitera l'emploi d'un verre rouge très foncé, et, autant que possible, il ne faudra pas interposer de verre jaune entre la lumière et le verre rouge.

La série des plaques dites panchromatiques, sensibles au jaune, au rouge et au bleu, devra se développer dans un laboratoire éclairé à la lumière vert foncé très faible, et on devra prendre soin de recouvrir la cuvette contenant la plaque et de ne regarder cette dernière que de temps à autre.

Ceci dit, voyons comment nous devrons opérer pour sortir la plaque sensible du châssis où elle était maintenue.

Il faut avoir bien soin, en la sortant, que les doigts ne se posent pas sur la gélatine.

Autrement, on risque d'abîmer la couche sensibilisée et d'obtenir au tirage définitif une épreuve présentant des marques de doigts, ce qui équivaut à un cliché perdu, surtout lorsque cela se produit sur un fond de préparation représentant des bactéries.

La *plaque devra être maintenue par les bords*. Comme, en règle générale, quel que soit le format de glace que l'on emploie, il est très rare que la projection de la préparation recouvre toute la surface de la plaque, nous conseillons, lorsque l'on aura plusieurs clichés à développer en même temps, d'inscrire au crayon, sur un des coins de la gélatine, le *numéro du cliché*, le *nom de la préparation*, *une lettre conventionnelle* pour indiquer la marque de la plaque et *surtout le temps de pose en secondes*.

De cette façon, lorsque les clichés sont secs, on peut s'y

reconnaître et, au besoin, remplacer les inscriptions au crayon par des étiquettes portant les indications que nous venons de signaler.

Une fois cette opération faite, on procède alors, au moyen d'un large pinceau ou blaireau, à l'époussetage de la surface sensible, de façon à débarrasser cette dernière de tous les grains de poussière qui peuvent être déposés à la surface. Autrement, si l'on ne prend pas cette précaution, lors de l'immersion de la plaque dans le bain sensibilisateur, ces grains de poussière font, pour ainsi dire, corps avec la gélatine, y pénètrent, et occasionnent ainsi des défauts, la plupart du temps irréparables.

Il faut avoir soin, lorsque l'on procède au développement d'un cliché, que la cuvette où le développement doit s'effectuer contienne suffisamment le révélateur, pour que la plaque en soit entièrement et, *d'un seul coup*, *recouverte*.

Autrement, on court le risque de se trouver en présence de clichés présentant des zones plus foncées que d'autres. Dans ce cas, un pareil inconvénient équivaut à un cliché perdu.

Les révélateurs employés en photographie sont aussi nombreux que possible.

Les uns sont dits révélateurs rapides. Les autres, lents. Les uns et les autres peuvent avoir leurs avantages.

Celui, à notre avis, qui est le moins susceptible de jaunir les clichés, c'est le révélateur au paramidophénol de Lumière.

Eau................................	1.000 cc.
Sulfite de soude	120 gr.
Lithine caustique	2 gr.

Dissoudre dans l'ordre indiqué et ajouter :

Paramidophénol (base libre)............	7 gr.
Prussiate jaune de potasse..............	4 gr.

Ce révélateur convient aussi bien aux clichés instantanés qu'aux clichés posés; cependant, pour ces derniers, lorsque le bain sera neuf, on aura tout avantage à le dédoubler.

(MENDEL.)

On ne peut lui reprocher qu'un petit inconvénient, c'est, lorsqu'il est neuf, d'occasionner une apparition trop brusque de l'image.

A part cela, c'est le développateur le plus pratique, et en même temps le plus économique, car on peut l'employer jusqu'à extinction. Si on ne le conserve pas en flacons remplis et bouchés hermétiquement, il s'oxyde et jaunit, mais cette oxydation ne donne pas lieu à des précipités, et l'on peut s'en servir, si noir soit-il. La puissance développatrice est un peu atténuée, il est vrai; le séjour dans le bain doit être plus prolongé, mais, en définitive, le résultat est toujours le même.

L'essentiel est d'avoir un bon cliché, bien poussé à fond, de façon à obtenir des blancs et des noirs absolument différenciés.

Une fois la glace sensible placée dans le bain révélateur, il est préférable d'agiter continuellement la cuvette, jusqu'à ce que l'image ait commencé à apparaître.

Lorsque l'on commence à apercevoir les grands noirs et les grands blancs, alors on peut laisser la cuvette immobile ou, du moins, on peut ne lui donner que de temps à autre un léger mouvement d'oscillation.

Les clichés seront sortis de temps en temps du bain et examinés par transparence.

Il faudra avoir bien soin de les toujours tenir par les bords et de ne pas poser les doigts sur la gélatine.

Quand l'on jugera le développement achevé, c'est-à-dire lorsque l'on verra bien distinctement l'image au dos du cliché. sur la surface même du verre, et qu'en même temps on obtiendra par transparence des tons bien différenciés, on pourra alors considérer le développement comme terminé.

Le cliché sera alors sorti du bain révélateur et lavé dans de l'eau ordinaire, puis on le plongera dans la solution fixatrice d'hyposulfite de soude à 30 0/0.

On ne sortira la plaque impressionnée définitivement de ce bain que lorsque, l'examinant par le dos, on ne distinguera plus aucune tache blanche. A ce moment-là, on pourra sans crainte sortir du laboratoire et, par conséquent, placer en pleine lumière le cliché, sans l'interposition de lumière rouge.

De façon à débarrasser la gélatine de tout l'hyposulfite qui a servi à la fixation, on place alors le cliché sous un robinet d'eau courante, et on l'y laisse pendant environ une heure.

Si l'on n'a pas d'eau courante à sa disposition, il faut placer le cliché dans une cuvette dont on renouvellera l'eau environ seize fois, de dix minutes en dix minutes.

Au bout de ce temps, on sort le cliché et on le dépose soit dans une boîte à rainure, soit sur un égouttoir, en ayant soin de placer le tout dans un endroit privé de poussière autant que possible.

L'on a bien inventé des appareils spéciaux pour sécher rapidement les clichés, mais, outre qu'ils sont, en règle générale, d'un prix assez élevé, ils ont l'inconvénient d'être d'un volume assez embarrassant.

Nous conseillerons plutôt, lorsque l'on voudra gagner du temps, et présenter une épreuve sur papier, lavée et collée définitivement sur un carton, environ deux heures après l'impression de la plaque, nous conseillerons plutôt le procédé suivant :

Une fois la plaque sensible développée et lavée, au lieu de la plonger directement dans l'hyposulfite de soude, l'immerger dans une cuvette contenant du formol de 10 à 25 0/0

pendant quelques instants. On la repasse à l'eau, puis à
l'hyposulfite de soude, pour fixer on lave à l'eau bouillante
si l'on veut, et on peut alors la sécher à un feu vif. La
gélatine ne fondra pas.

Outre le paramidophénol de Lumière, on peut encore
employer avec avantage (tout cela dépend de l'habitude) les
développateurs suivants, dont nous donnons en même temps
les formules :

Développateur au fer. — C'est un des plus anciens révélateurs connus.

Il se compose de :

1° Eau.................................... 1 litre.
    Oxalate neutre de potasse.............. 300 gr.

Faire dissoudre à l'eau chaude et laisser refroidir avant de
s'en servir :

2° Eau.................................... 300 gr.
    Sulfate de fer pur..................... 100 —
    Acide tartrique........................ 1 —

Comme pour la solution 1, faire dissoudre à l'eau chaude le
sulfate de fer. Laisser refroidir, filtrer et ajouter l'acide
tartrique.

Pour se servir de ce développateur, prendre 15 grammes,
ou 1 partie, du n° 2, et 45 grammes, ou 3 parties du n° 1.

Il vaut toujours mieux verser tout d'abord dans la cuvette le n° 1 et par dessus le n° 2.

Il se produit immédiatement une couleur rouge orange
très prononcé.

On ne peut guère sans inconvénient développer plus de
deux clichés dans ce bain. En tous cas, il faut avoir soin,
avant de fixer le négatif obtenu, de bien le laver, de façon

à bien le débarrasser de tout le fer qui s'est déposé à la surface.

Suivant que le cliché aura été ou trop ou pas assez posé, on ajoutera :

Eau..................................... 100 gr.
Bromure de potassium.................. 10 —
Quelques gouttes.

Si le cliché n'a pas été assez posé, ajouter de 1 à 2 gouttes de :

Eau.................................. 1.000 gr.
Hyposulfite de soude................. 1 gr.

Ce révélateur est certainement très bon, mais il a l'inconvénient de nécessiter la confection de deux récipients de liquide : l'un pour l'oxalate de potasse, l'autre pour le sulfate de fer.

De plus, comme nous l'avons signalé plus haut, dans le même bain, on ne peut guère développer plus de deux clichés, trois au maximum, et, enfin, il tache les doigts, si l'on sort le cliché avec les doigts.

Révélateur à l'acide pyrogallique et à l'ammoniaque :

Eau.............................. 100 gr.
Acide pyrogallique.................... 3 —
Bromure de potassium................. 1 —
Ammoniaque........................ 1 à 10
                                (MENDEL.)

Mettre la plaque dans le bain et ajouter l'ammoniaque goutte à goutte, jusqu'à ce qu'on ait obtenu l'intensité nécessaire.

C'est un bon développateur, mais qui jaunit légèrement les clichés et tache les doigts comme le révélateur au fer.

On peut aussi employer avec avantage les *pyro-developoids*, qui ne sont autre chose que de l'acide pyrogallique et carbonate de soude comprimés en pastilles.

On met deux pastilles dans 40 à 50 centimètres cubes d'eau, et l'on ajoute quelques gouttes de bromure de potassium comme retardateur.

L'avantage de ce développateur, c'est de pouvoir se conserver indéfiniment, et cela sous un volume très minime.

Pour faire disparaître la teinte jaune des clichés développés à l'acide pyrogallique, plonger ceux-ci, une fois fixés, dans :

Eau.............................	1.000 gr.
Alun ordinaire......................	30 —
Acide citrique......................	5 —

(MATHET.)

Les y laisser pendant quatre à cinq minutes, et laver à grande eau :

Hydroquinone :

Eau.............................	1.000 gr.
Sulfite de soude.....................	70 —
Hydroquinone.......................	10 —
Carbonate de soude..................	150 —

Faire dissoudre à chaud, laisser refroidir et filtrer.

Pour les clichés posés, on peut prendre trois quarts de cette solution et ajouter un quart d'eau.

Les clichés jaunissent moins que si on emploie la solution pure.

Amidol :

Amidol.............................	1 gr.
Sulfite de soude.....................	16 —
Eau................................	250 —

Faire dissoudre au moment de s'en servir ou quelques
minutes avant. Ne se conserve pas bien, car il brunit au
bout de peu de temps, à moins d'être conservé dans des flacons bien bouchés et complètement remplis. Excellent
développateur pour les négatifs à de très forts grossissements (1.000 à 1.200) et ayant nécessité un long temps de
pose.

On peut encore employer avec avantage l'iconogène seul
ou associé à l'hydroquinone, mais surtout les deux réunis.
En voici la formule :

Hydroquinone.......................	5 gr.
Iconogène...........................	15 —
Sulfite de soude.....................	250 —
Carbonate de potasse.................	50 —
Eau................................	1.000 —
	(MENDEL.)

Tels sont à peu près les seuls révélateurs les plus fréquemment employés et présentant le plus de garanties
comme résultats :

Il faut maintenant que nous disions quelques mots des clichés qui sont ou trop posés ou pas assez ; des moyens de
reconnaître ces défauts et de la possibilité d'y remédier.

Lorsque l'on a trop impressionné une plaque sensible et que
l'on développe cette dernière dans un bain de concentration
normale, le développement se fait d'une façon très rapide,
trop rapide même, car, surtout dans le cas qui nous occupe,
le cercle que nous devons voir apparaître au milieu de notre
plaque se développe immédiatement, et d'une façon très

intense, sans transition du blanc avec le noir. En un mot, le cliché se voile ; on peut remédier à cet inconvénient soit en employant le retardateur que nous avons indiqué plus haut, ce qui se fait de suite, soit en fixant le cliché et en le dégradant dans la solution suivante :

> A. Eau.................................... 100 gr.
>   Hyposulfite de soude.................... 10 —
> B. Eau.................................... 100 —
>   Ferrocyanure de potassium.............. 5 —

Mélanger par parties égales, dans une cuvette, et y placer le cliché. Surveiller attentivement la dégradation et arrêter le travail en lavant à l'eau courante.

Si un cliché n'a pas été posé assez longtemps, ce qui est souvent le cas pour nous, surtout lorsque l'on n'a pas employé le sensitomètre, l'épreuve se développe très lentement. Le fond seul de la préparation, qui, presque toujours est blanc, apparaît en noir. Si l'on veut pousser à fond le développement, le cliché finit par se voiler. Il vaut mieux, dans ce cas, faire sécher le fixage dans l'hyposulfite, laver le cliché à grande eau pendant une heure et renforcer dans la solution suivante :

> Eau.................................... 100 gr.
> Bichlorure de mercure.................. 2 —

La gélatine blanchit progressivement et finit par montrer l'image en positif. Il faut alors laver à grande eau sous un robinet et plonger le négatif dans :

> Eau.................................... 200 gr.
> Ammoniaque........................... 5 —

La couleur blanche disparaît progressivement, la gélatine reprend sa teinte primitive, quoique un peu plus foncée, et il ne reste plus qu'à laver à grande eau et à sécher.

C'est ce que l'on appelle l'opération du renforçage. Lorsque l'on fait de la photographie pure, c'est-à-dire du portrait ou du paysage, un cliché renforcé n'est presque jamais utilisable (tout au moins pour le portrait), à cause des tons heurtés qui existent alors. Ce qui est nuisible dans ce cas-là est bon dans la reproduction de bactéries.

Nous ne voulons pas dire par là qu'il faille tirer des négatifs insuffisamment sensibilisés ; mais, lorsque l'on se trouvera en présence de semblables négatifs, il ne faudra pas les considérer comme perdus, car, bien souvent, par suite d'un renforçage bien compris, on en obtiendra des épreuves presque plus belles que celles obtenues avec des négatifs posés correctement.

CHAPITRE X

DU TIRAGE SUR PAPIER

Nous ne pouvons nous étendre longuement sur ce sujet, qui a plutôt trait à la photographie pure qu'à la photomicrographie, et pour l'étude duquel nous renvoyons le lecteur aux traités spéciaux.

Néanmoins, nous en dirons cependant quelques mots. Lorsque, voulant obtenir la reproduction d'une préparation microscopique, on a opéré comme nous l'avons indiqué dans les chapitres qui précèdent, c'est-à-dire que, après avoir disposé son éclairage convenablement, on a effectué une mise au point parfaite, on a exposé pendant le temps strictement nécessaire sa plaque sensible aux rayons sensibilisateurs, et que, enfin, on a développé cette dernière correctement, il ne reste plus alors qu'à redresser, pour ainsi dire, les images qui ont été ainsi obtenues en procédant au tirage de ce que l'on appelle le positif.

Suivant que l'on destinera ceux-ci à être placés dans un album ou qu'on se proposera de les utiliser au moyen de la lanterne à projection, on opérera le tirage sur papier ou sur verre.

Passons donc rapidement en revue la description de ces deux procédés.

L'avantage du tirage sur papier consiste dans la facilité

que l'on a, une fois les épreuves terminées, de classer celles-
ci dans des albums, permettant ainsi la comparaison entre
plusieurs sujets différents.

D'un autre côté, si, au lieu d'effectuer le tirage positif sur
papier, on le fait sur verre, c'est-à-dire sur une plaque
sensible, cela procurera l'immense avantage de pouvoir
employer ces dernières avec la lanterne à projection, permettant ainsi à un nombreux auditoire de se rendre compte,
de visu, des détails qui sont donnés verbalement pendant la
démonstration.

Le lecteur voit donc que l'un et l'autre de ces procédés de
tirage ont chacun leurs avantages.

On peut diviser les papiers sensibles employés en trois
classes :

1° Papiers au gélatino-chlorure ;

2° Papier salé ;

3° Papiers au gélatino-bromure.

Les papiers au gélatino-chlorure s'emploient couramment
et à la lumière naturelle, ou en plaçant une feuille, le côté
sensibilisé appliqué intimement sur la face gélatinisée de la
plaque sensible et en exposant le tout à la lumière du jour.

Il faut avoir grand soin de toujours conserver ce papier à
l'abri de la lumière et de l'humidité et de ne pas en avoir
de trop grandes quantités à l'avance dans son laboratoire. Il
est préférable de renouveler sa provision au fur et à mesure
que celle-ci s'épuise. En outre, prendre bien garde, lorsque
l'on place ce papier en contact avec la surface gélatinisée, de
placer les doigts sur la surface brillante. Si l'on ne prend
pas cette précaution, on peut être sûr que l'empreinte du
doigt y restera imprégnée, malgré toutes les manipulations
qui restent à faire. et on peut considérer comme perdue une
épreuve ainsi contaminée.

Négatif et papier sensible étant maintenus dans le châssis,
on expose le tout à la lumière du jour pendant le temps né-

cessaire à l'impression. En règle générale, il est préférable de laisser le tirage se faire lentement à la lumière diffuse, et nous déconseillons absolument l'exposition en plein soleil. L'épreuve vient plus vite, il est vrai, mais c'est au détriment de la finesse des détails. Lorsque, en ouvrant la partie postérieure du châssis et en examinant le papier sensiblé, on voit que celui-ci reproduit le négatif d'une façon un peu plus intense qu'il ne doit être après virage, fixation et lavage, alors on le retire et on le plonge, tout d'abord, pendant quelques instants, dans une solution d'alun de 10 à 15 0/0.

Cette immersion a pour but de durcir la couche de gélatine et de l'empêcher de s'écailler lorsque l'on procédera à l'émaillage ou au glaçage.

Une fois sortie du bain d'alun, l'épreuve est alors plongée, jusqu'à ce qu'elle soit arrivée au ton que l'on désire, dans le bain suivant :

1° Eau bouillante	1.000	gr.
Hyposulfite de soude	300	—
Alun ordinaire	15	—
Acétate de plomb	2	—
2° Eau	100	—
Chlorure d'or	1	—

Pour préparer le bain, on prend 100 centimètres cubes du n° 1 et 6 à 7 centimètres cubes du n° 2. On a de cette façon le virage et le fixage en même temps.

Une fois le ton voulu obtenu, on sort l'épreuve et on la lave à grande eau pendant au moins une demi-heure. On la met alors sécher sur une plaque de tôle émaillée et on la colle.

Si l'on emploie le papier salé, qui n'est autre chose que du papier ordinaire sensibilisé au nitrate d'argent, on tire l'épreuve beaucoup plus que précédemment, et on opère le fixage simplement dans de l'eau courante.

Ce papier, à notre avis, est surtout applicable aux épreuves d'histologie. Il rappelle vaguement le papier au platine et permet aux couleurs ordinaires de prendre sur lui, de telle façon que l'on peut associer la peinture à la photographie pour reproduire entièrement, et dans tous ses détails, une préparation reproduite par la photographie.

Les papiers au gélatino-bromure, eux, ne doivent s'employer, par suite de leur composition, qu'à l'abri de tout contact sensibilisateur. Nous nous expliquons. Ces papiers ont exactement la même formule que les plaques sensibles et ne doivent s'impressionner que pendant un temps très court, soit à la lumière d'une allumette, soit d'une bougie.

Supposons que nous voulions reproduire avec ce papier la planche représentant la papille de l'estomac du chien.

Nous étant enfermé dans notre laboratoire, et ne possédant comme éclairage que la lumière rouge de notre lanterne, nous ouvrons la pochette contenant notre papier sensible et nous en sortons une feuille que nous appliquons comme nous l'avons fait pour le papier au gélatino-chlorure, la face sensibilisée contre la surface de la gélatine du négatif.

Nous fermons notre châssis et, après avoir calculé approximativement le temps de pose nécessaire, nous ouvrons notre lanterne et faisons tomber en *plein* sur le tout la lumière, en ayant soin de tenir notre châssis immobile. Lorsque nous jugeons l'impression suffisante, nous remettons le verre rouge à notre lanterne et, au lieu de procéder comme nous l'avons fait pour le papier au gélatino-chlorure, c'est-à-dire au lieu de placer notre feuille de papier sensible dans un bain de virage-fixage, nous la plaçons dans un bain révélateur quelconque et nous lui faisons subir exactement le même traitement que nous aurions employé dans le développement d'une plaque sensible ordinaire. Une fois le développement terminé, nous fixons, puis nous lavons à grande eau pendant au moins une demi-heure.

Les tons obtenus avec le papier au gélatino-bromure rappellent ceux de la gravure et font que ce papier est tout spécialement approprié aux reproductions de préparations histologiques. Nous ne devons pas oublier, dans notre description, le papier à l'albumine. Il est peut-être d'un emploi moins fréquent aujourd'hui, par suite de l'introduction dans le commerce des papiers que nous avons signalés, mais certains opérateurs le préfèrent encore à tous les autres.

L'impression du négatif se fait exactement de la même façon que nous avons décrite ; seulement, avant de procéder au virage de l'épreuve, il faut laver cette dernière à grande eau, jusqu'à ce que le papier soit complètement dégorgé et que l'eau du lavage ne présente plus de teinte irisée.

A ce moment, on peut plonger l'épreuve dans le bain de virage composé comme il suit :

1° Eau distillée.......................	4.000 gr.
Acéto-tungstate de soude..............	30 —
2° Eau distillée.......................	100 —
Chlorure d'or pur....................	1 —

On prend 200 centimètres cubes du n° 1 auxquels on ajoute 20 centimètres cubes du n° 2, et l'on y plonge l'épreuve.

Une fois le ton obtenu, on lave à plusieurs eaux et l'on fixe à l'hyposulfite de soude, comme nous l'avons dit pour le fixage des négatifs.

Veut-on maintenant en obtenir des épreuves positives sur verre, destinées à servir pour des projections, on procédera comme nous l'avons indiqué pour le développement du papier au gélatino-bromure et, pour plus de précautions, on pourra durcir la surface de la gélatine au moyen de l'immersion dans du formol dilué.

De cette façon il n'y aura à craindre aucun risque de voir, comme cela se produit quelquefois avec certaines marques de plaques, la gélatine se ramollir et se fondre par suite de la chaleur dégagée par la source lumineuse et augmentée encore par les condensateurs.

Une marque de plaques spéciale pour les positifs sur verre que l'on peut recommander tout particulièrement, c'est la marque Ilford.

CHAPITRE XI

DES PROJECTIONS

Notre but, dans ce chapitre, n'est pas de traiter à fond la pratique des projections, qui l'a été de main de maître par M. Fourtier.

Nous voulons simplement donner au lecteur quelques renseignements qui lui permettront d'obtenir à peu de frais et sans appareils encombrants des photographies de grandes dimensions représentant l'ensemble d'une préparation d'histologie soit normale, soit pathologique.

Nous disons d'histologie, et c'est avec juste raison, car les objectifs que nous aurons à notre disposition, dans ce cas, seront trop faibles pour nous permettre de projeter des bactéries.

Il nous faudra nous contenter des tissus de l'organisme.

Prenons comme exemple typique une dent par exemple ; non pas une section transversale, mais plutôt une section longitudinale, de façon que l'on puisse se rendre compte de la disposition des tissus et de leurs rapports les uns avec les autres.

Une section longitudinale de dent présente, en moyenne, 2 centimètres de longueur. Elle peut avoir une plus grande dimension, mais rarement elle aura moins.

Il va de soi que, dans ce cas, si l'on voulait employer le

microscope, il n'y aurait pas un objectif, si faible fût-il, qui
pourrait embrasser entièrement l'ensemble de la préparation.

De plus, comme nous l'avons dit au chapitre des appareils
usités en photomicrographie, à moins d'avoir à sa disposition une chambre noire d'un très fort tirage et en même
temps de grandes dimensions, on n'obtiendrait jamais au
maximum qu'une épreuve de
13 × 18, car les appareils
courants de Leitz, Zeiss, Reichert ne sont construits que
pour ces grandeurs.

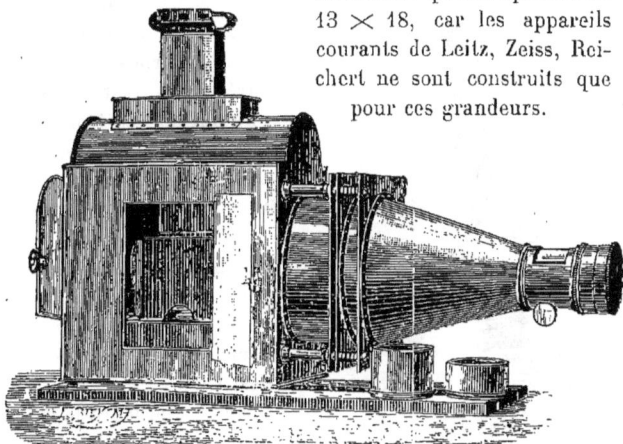

FIG. 61.

Dans ce cas, une lanterne à projections (*fig.* 61, 62),
éclairée au pétrole, remplacera très avantageusement le
microscope et ses objectifs. Mais, pour l'employer, il faut, au
préalable, lui faire subir quelques légères modifications.

On pourra, si on le juge à propos, et suivant la dimension
de la pièce à reproduire, ou laisser l'objectif de la lanterne à
projections tel qu'il est placé, ou bien le remplacer par un
objectif de microscope excessivement faible, le n° 1 de
Leitz par exemple.

Si l'on s'arrête à ce dernier parti, il faudra alors assujétir cet objectif d'une façon très stable, de façon que, pendant les opérations de la mise au point, on ne risque pas d'avoir des ébranlements ou des changements.

Lorsque nous voulons employer un semblable objectif, voici comme nous procédons :

Nous avons pris un tube de cuivre exactement du diamètre et de l'épaisseur de celui qui servait à supporter l'objectif de la lanterne. A une des extrémités, c'est-à-dire à celle qui doit se trouver le plus rapprochée du condensateur, nous avons soudé un étui d'objectif dont nous avons enlevé le fond. Il faut faire bien attention que les parois de cet étui soient absolument parallèles aux parois du tube sur lequel il est soudé. Ceci fait, dans la partie supérieure de l'étui à objectif, nous découpons une circonférence exactement du même diamètre que le corps de l'objectif (*fig.* 65). Il ne nous reste plus alors qu'à dévisser la partie antérieure de notre objectif, faire passer le corps de celui-ci dans l'ouverture que nous avons faite et visser la partie supérieure de l'étui sur la partie inférieure. On comprend facilement que, dans ce cas, l'objectif occupe la position inverse de celle qu'il devrait occuper dans l'étui. Il est maintenu dans cette position par le rebord interne de l'étui, dans le fond duquel il ne peut tomber et par la partie supérieure vissée à la partie inférieure qui le maintient (si l'ouverture que l'on a faite est bien calculée) dans une

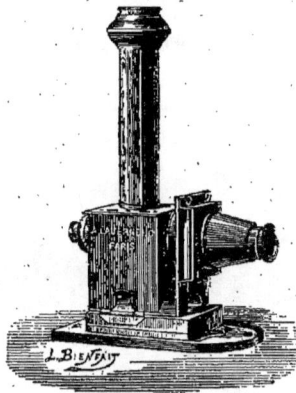

Fig. 62.

immobilité et une direction absolument parfaites. Il ne reste
plus alors qu'à replacer la partie antérieure de l'objectif, et
l'on n'a plus qu'à faire glisser le tout dans le tube de la
lanterne à projections, l'objectif en avant, c'est-à-dire tourné
vers le condensateur et en même temps vers la source lumineuse.

Malgré tout notre bon vouloir,
nous ne nous sommes peut-être
pas fait très bien comprendre.
Aussi renvoyons-nous le lecteur
à la figure n° 63, qui lui indiquera, mieux que ne pourraient le
faire nos explications, la marche
qu'il faut suivre.

Étant en possession de tout ce
qui est nécessaire pour obtenir
de grandes épreuves, voyons
maintenant comment nous devons opérer.

On monte la préparation que
l'on se propose de reproduire sur
le châssis, ou squelette de la
lanterne; on allume cette der-

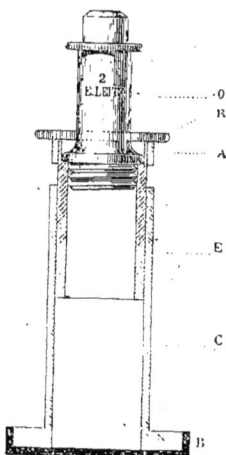

FIG. 63.

nière et, après avoir fait l'obscurité *complète* dans la pièce
où l'on se trouve, on projette le faisceau lumineux sur un
mur tendu de blanc.

Puis, soit que la monture de l'objectif est à crémaillère ou
à glissement, on rapproche ou on éloigne celui-ci de la préparation, jusqu'à ce que la mise au point soit parfaite.

On voit alors exactement quelles dimensions obtient la préparation. Nous disions tout à l'heure de projeter le faisceau
lumineux sur un mur tendu de blanc. Il est préférable, à
notre avis, pour effectuer une mise au point rigoureuse,
d'avoir à sa disposition une sorte de châssis bien stable,

supporté par deux larges pieds et faisant un angle parfaitement droit avec le plancher sur lequel il repose.

Ce châssis devra porter un écran blanc bien tendu, en
papier ou en étoffe très fine, écran de la dimension de 30×40,
40×50, comme l'on jugera utile, que l'on pourra remplacer,
une fois la mise au point effectuée, par une plaque sensible
de dimensions correspondantes. Ce châssis ne devra pas
être placé tout contre la muraille, mais bien à quelque
distance, de façon que l'opérateur puisse se placer derrière
et examiner tout à son aise si la mise au point est parfaite.

Lorsque cette dernière sera effectuée, on appréciera le
temps de pose que l'on devra employer ; on mettra le bouchon devant l'objectif ; si besoin est, on baissera les mèches
de la lanterne, et l'on remplacera l'écran sur lequel on a
effectué la mise au point par une plaque sensible, *en ayant
bien soin de placer cette dernière exactement au même endroit*
et en l'y fixant au moyen de légers taquets.

Puis, si les mèches de la lanterne ont été baissées, on les
fera monter, on enlèvera le bouchon obturateur et la projection, si l'on a bien suivi nos conseils, se faisant dans les
mêmes conditions que pour la mise au point, on impres-
sionne la plaque sensible pendant le temps que l'on a jugé
nécessaire ; on remettra le bouchon obturateur, on éteindra
complètement sa lanterne, et il ne restera plus alors qu'à
développer le cliché, comme on ferait pour un cliché ordinaire.

Nous avons ainsi obtenu des épreuves en 40×50 qui sont
de toute beauté.

D'après le procédé de monture de l'objectif que nous
venons d'indiquer, on peut faire varier le grossissement de
ces derniers. De même, on peut ou reculer ou avancer la
lanterne à projection, de l'écran. Il va de soi que, dans ce
cas, l'image projetée sera ou augmentée ou diminuée dans
de notables proportions. De même, si l'on vient à remplacer

l'objectif par un numéro plus fort, on n'obtiendra plus l'ensemble de la préparation, mais seulement une partie qui sera, il est vrai, considérablement grossie.

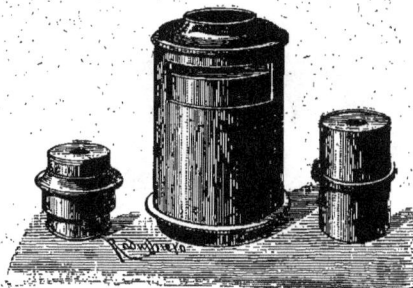

FIG. 64.

Par ce procédé, nous avons pu obtenir une coupe de l'émail d'une dent de l'homme, au niveau des cuspides, qui d'ordinaire, a 1 millimètre ou 2 d'épaisseur; nous avons pu, disons-nous, obtenir une photographie où cette couche

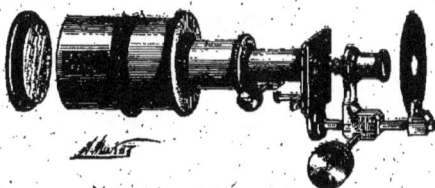

FIG. 65.

d'émail avait 25 centimètres de dimensions et, malgré cela, démontrant aussi nettement que possible les paquets de fibres qui le composent.

Nous venons de définir la méthode la plus simple et la plus pratique pour obtenir, sans le secours du microscope, grâce à une simple lanterne à projections, des prismes à un grand diamètre.

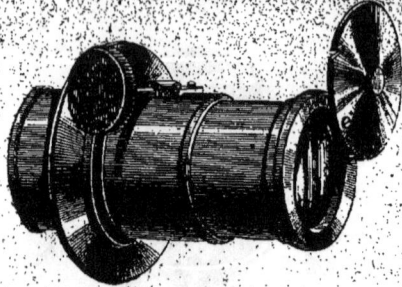

Fig. 66.

Il nous faut maintenant dire deux mots d'un procédé un peu plus compliqué, ou du moins permettant d'obtenir plus de lumière et en même temps plus de grossissement des éléments que l'on veut reproduire.

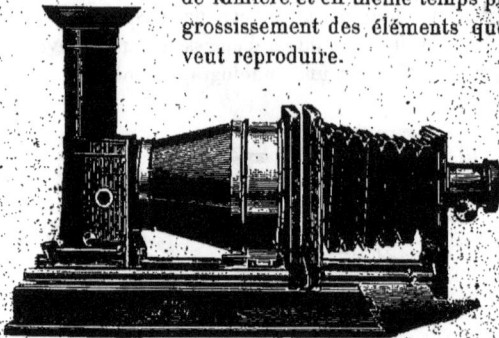

Fig. 67.

Dans ce cas, l'on aura affaire aux microscopes de projections, construit spécialement pour les conférences. Ils sont de deux sortes :

1° Un microscope à deux jeux d'oculaires (*fig.* 64) pouvaut se monter sur la lanterne dite universelle, construite par la maison Laverne, et donnant, avec l'éclairage au pétrole, un grossissement linéaire de cent à trois cents fois, et avec la lumière oxhydrique un grossissement pouvant aller jusqu'à mille cinq cents fois;

2° Un microscope de projec-tions d'un modèle plus grand (*fig.* 65), destiné, lui aussi, à être monté sur une lanterne à projec-tions, et présentant l'avantage immense d'être pourvu du pas de vis universel, c'est-à-dire per-mettant d'employer n'importe quel objectif qui, cela va sans dire, sera muni de ce dernier.

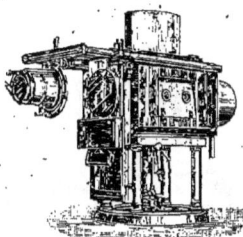

Fig. 68.

Ce microscope a été spécialement construit pour les lan-ternes à lumière oxhydrique.

Néanmoins, on pourra l'employer avec avantage dans une lampe à pétrole, pourvu que celle-ci soit à quatre ou cinq mèches et munie d'un fort condensateur. Nous nous empressons d'ajouter qu'il n'est point nécessaire d'avoir à sa disposition, pour l'étude qui nous occupe, un instrument d'un prix élevé.

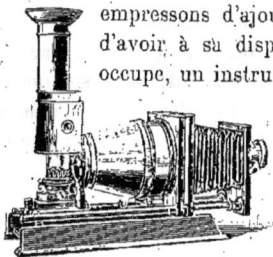

Une lanterne du modèle le plus simple, c'est-à-dire coû-tant de 30 à 40 francs, rendra autant de services que l'on peut être en droit d'en attendre.

Autant que possible, il ne faudra jamais la prendre avec moins de trois mèches.

Fig. 69.

Si l'on a l'intention et la possibilité d'employer un autre éclai-rage que le pétrole; dans ce cas il faudra alors se munir d'un appareil, nous ne dirons pas spécial, mais d'un prix plus élevé et permettant d'employer à son gré ou le pétrole ou toute autre source lumineuse (*fig.* 66).

Lorsque l'on aura des positifs sur verres à projeter, on emploiera avec grand avantage un des trois modèles de lanternes anglaises que construit la maison Rosset qui peuvent servir aussi bien pour faire des projections devant un nombreux auditoire que pour faire des agrandissements de clichés ou même simplement pour éclairer des tableaux, des sujets quelconques (*fig.* 67, 68, 69, 70).

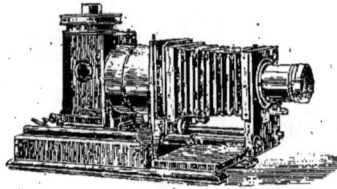

Fig. 70.

Elles ne possèdent qu'un défaut, c'est d'être d'un prix un peu élevé, mais on peut être sûr que, lorsque l'on a un semblable instrument à sa disposition, on ne sera pas assujetti à avoir des surprises désagréables au point de vue du fonctionnement.

Nous voici arrivé au terme de notre travail.

Nous avons pu, par moments, fatiguer le lecteur par des détails oiseux, mais, si nous l'avons fait, nous sommes à l'avance persuadé qu'on ne nous en gardera pas rancune, et que, une fois au courant de ceux-ci, on reconnaîtra que ce n'est pas sans raison que nous avions agi ainsi.

CHAPITRE XII

RECETTES DIVERSES

Nous avons réservé pour la fin de ce travail quelques recettes qui n'avaient pas une place bien définie dans aucun des chapitres.

La plupart de ces recettes sont absolument inédites et proviennent des nombreuses tentatives que nous avons faites pour appliquer entièrement la photographie aux recherches de la bactériologie.

PHOTOGRAPHIE DES COLONIES MICROBIENNES SUR GÉLATINE

Bien souvent, lorsque l'on veut faire la morphologie complète d'un microbe à ses différentes phases de développement, on se trouve arrêté par les colonies que ce microbe présente dans les différents milieux, mais principalement sur les milieux solides et transparents, tels que la gélatine et la gélose, colonies qu'il est bien difficile de reproduire exactement d'après le dessin.

Dans ce cas, la photographie qui, jusqu'ici, nous a permis de reproduire les éléments séparés, nous viendra encore en aide et nous permettra d'obtenir jour par jour, si nous le voulons, les caractères des éléments microbiens en masses compactes, c'est-à-dire en colonies.

Les milieux transparents le plus fréquemment employés
en bactériologie pour la culture des espèces microbiennes
sont, par ordre de fréquence et de transparence :

La gélatine ;

La gélose ;

Le sérum.

La gélatine est certainement le plus fréquemment employé,
et c'est à juste titre, car certaines espèces microbiennes la
liquéfient, tandis qu'elles n'ont
aucune action soit sur la gélose,
soit sur le sérum. Les colonies
que l'on peut obtenir sont de
trois sortes :

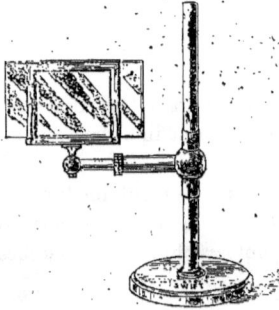

1° En boîtes de Pétri ou en
plaques, lorsque l'on veut faire
la séparation des espèces microbiennes ;

2° En tubes, inoculation en
piqûre ;

3° En tubes, inoculation en
stries.

FIG. 71.

Examinons chacun de ces cas séparément.

La reproduction des colonies en boîte de Pétri ou en plaques
s'obtient en plaçant la boîte sur la platine du microscope,
et en employant un objectif faible (le 2 de Leitz, par exemple)
associé à un oculaire faible 0, 1, 2.

On a toujours plus d'avantages, en pareil cas, à ouvrir la
boîte de Pétri, quitte à perdre la culture, de façon à empêcher la réfringence du verre du couvercle. On dispose bien
son éclairage, on met au point aussi parfaitement que possible, puis on retire l'éclairage du miroir et l'on éclaire directement la colonie en dessus, au moyen d'une forte loupe.

Si, comme cela se produit quelquefois, souvent même, on
a affaire à des colonies de microbes chromogènes, on aura

grand avantage à interposer, entre la source lumineuse et la colonie, une lame de verre dépoli supportée par un disposi- tif spécial, qui permet, comme on peut s'en rendre compte par les figures 70 et 71, d'interposer un verre de couleur, de façon à permettre l'emploi des plaques iso ou orthochro- matiques.

Le temps de pose, dans de semblables conditions, sera sensiblement augmenté, comme nous l'avons indiqué dans un chapitre précédent. Ce que nous disons ici pour la photo- graphie de colonies chromo- gènes s'applique tout aussi bien pour la reproduction de préparations de microbes colo- rés en bleu, en violet, etc.

De cette façon, non seule- ment on peut noter la couleur exacte que possède cette dernière, mais encore on a un fond sur lequel, au tirage définitif, l'image se détache d'une façon intense et sans risque d'avoir de ces reflets, de ces rayon- nements qui sont de l'effet le plus disgra-

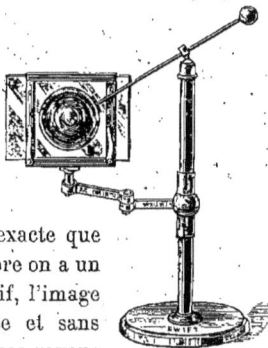

Fig. 72.

cieux et nuisent beaucoup aux observations que l'on se pro- pose de faire (*fig.* 73).

Aussitôt le cliché développé, on pourra employer le séchage rapide au formol, de sorte que, trois ou quatre heures après, on pourra présenter une photographie coloriée, ne permettant pas de confondre la colonie ainsi obtenue avec d'autres que l'on pourrait croire appartenir à la même espèce.

Si, au contraire, on se propose de reproduire des colonies que l'on a ensemencées, soit en piqûre, soit en stries, dans des tubes de gélatine, le procédé à employer sera différent.

Dans ce cas, nous aurons recours tout simplement à la chambre noire, mais en employant un dispositif spécial, tout au moins pour les tubes à reproduire, car la chambre noire ne présente rien de particulier.

On disposera devant une des vitres de sa fenêtre, à hauteur de son objectif, un porte-tubes que l'on fixera *ad hoc*, et derrière, c'est-à-dire entre celui-ci et la vitre, on placera un verre dépoli assez épais.

Ceci fait, on met les tubes à la place qu'ils doivent occuper, et l'on dispose sa chambre noire comme pour tirer un paysage. Grâce au verre dépoli, on empêche la réfringence qui se produit lorsque l'on veut photographier des tubes de gélatine par lumière oblique.

Il faudra avoir bien soin de n'avoir jamais le soleil en face de soi. Il vaut toujours mieux qu'il soit tout à fait derrière ou tout au moins sur un des côtés.

Ce que nous venons d'indiquer pour la photographie de jour peut tout aussi bien s'employer le soir, en ayant soin de toujours interposer un fort verre dépoli entre la source lumineuse et les objets à reproduire.

La gélose et le sérum se traiteront de la même façon que la gélatine, seulement comme ces deux substances s'emploient presque toujours pour les inoculations en stries, il faudra placer les tubes bien droits devant l'objectif, de façon à empêcher le peu de réfraction qui persiste sur un des côtés du tube, malgré le verre dépoli.

Si, au lieu d'employer des milieux solides et transparents, nous employons des milieux solides, opaques, tels que la pomme de terre, la noix de coco, il nous faudra alors éclairer les tubes contenant ces milieux nutritifs, non plus par la lumière diffuse, mais, au contraire, par la lumière directe, et en employant un fond noir.

On aura beaucoup plus de chances d'avoir de la réfringence que dans le cas précédent, mais jusqu'ici on n'a trouvé aucun moyen de pallier à cela.

En tous cas, le procédé que nous conseillons nous a toujours donné d'excellents résultats et nous a permis d'obtenir des épreuves absolument parfaites au point de vue de la netteté.

MOYEN DE COLORER LES POSITIFS SUR VERRE EN VUE D'EN FAIRE DES PROJECTIONS

L'on doit au Dr Alfred Scott, qui l'a présenté, en 1894, à la Société royale de Dublin, un excellent procédé de coloration des positifs sur gélatine pour faciliter la différenciation des divers éléments d'une préparation.

Pour cela il commence par ramollir la surface de la gélatine, ce qui permet d'appliquer au pinceau les couleurs d'aniline en solution aqueuse que l'on juge utiles.

D'après lui, les couleurs qui rendent le plus de services sont : l'éosine, la tartrasine jaune, la vésuvine et le carmin d'indigo. Ces couleurs peuvent se mélanger sans pour cela (?) former un composé chimique d'une couleur différente.

Si on emploie l'éosine, il recommande de l'employer en solution épaisse.

Les encres de couleur que l'on désire employer pour écrire avec une plume sur la plaque sensible elle-même doivent se faire en ajoutant aux couleurs d'aniline employées une solution de 10 0/0 de dextrine. Celles qui conviennent le mieux sont l'éosine et le vert d'iode. On peut aussi employer avec avantage de l'encre noire ordinaire que l'on a légèrement alcalinisée avec de l'ammoniaque et ensuite épaissie avec 10 0/0 de dextrine.

MOYEN D'EMPÊCHER LA RÉFLEXION DE LA SOURCE LUMINEUSE SUR LES OBJETS MICROSCOPIQUES PENDANT LA MISE AU POINT

Il n'y a rien de plus ennuyeux, lorsqu'on effectue la mise au point d'une préparation à un faible grossissement, que

d'apercevoir, au milieu de cette dernière, la flamme de la
lampe qui éclaire. Cela tient à ce que la grandeur de la
lumière reflétée par le réflecteur qui se trouve en dessous est
plus petite que le champ de l'objet que l'on examine. On
peut éviter cet inconvénient en employant un miroir plan,
ou, si c'est un miroir concave que l'on emploie, en rapprochant davantage celui-ci de l'ouverture de la platine du
microscope.

(*The Journal of the Bristish Dental Association.*)

EMPLOI DES VERRES JAUNES ET VERTS ASSOCIÉS
POUR LA PHOTOMICROGRAPHIE

En janvier 1894, M. Burchett a présenté au Club photographique de Londres une note sur l'emploi combiné de verres
jaunes et de verres verts qu'il interpose entre les lentilles
de ses objectifs.

D'après l'auteur, les résultats obtenus sont surprenants.

(*The Journal of the Bristish Dental Association.*)

MÉTHODE POUR OBTENIR DE BONNES ÉPREUVES POSITIVES
DE CLICHÉS TROP FAIBLES

Lorsque l'on se trouve en présence de clichés ayant été
ou insuffisamment posés, ou développés d'une façon défectueuse comme intensité, on aura tout avantage, au tirage sur
papier, à interposer entre la feuille de papier sensible et la
lumière une plaque de verre de couleur.

La couleur qu'il est préférable d'employer est, à notre avis,
le jaune soit clair, soit foncé.

On pourra aussi obtenir de très bons résultats avec des

verres verts ou bleus; mais, dans ce cas, l'exposition au soleil devra être beaucoup plus longue.

Nous disons l'exposition au soleil, car, dans ce cas, il n'y a aucun inconvénient à impressionner le papier en plein soleil. Autrement, on serait obligé d'employer beaucoup trop de temps avant d'avoir une impression suffisante pour supporter les manipulations du virage et du fixage.

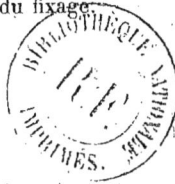

BIBLIOTHÈQUE NATIONALE IMPRIMÉS

TABLE DES MATIÈRES

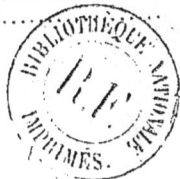

Tours. — Imprimerie DESLIS FRÈRES.

CHARLES MENDEL, Éditeur, 118 et 118 bis

MATÉRIELS PHOTOGRAPHIQUES

Composés spécialement pour le EXCURSIONS

PERMETTANT DE FAIRE

Portraits, Paysages, Reproductions, Groupes, Vues d'animaux, Instantanés

MATÉRIEL COMPLET donnant des Photographies 0m 13 sur 0m 18 et comprenant :

Chambre noire, avec tiré, queue pliante, soufflet, cadres tournant, glace dépolie à charnières, double mouvement de planchettes, crémaillère soignée.
3 châssis doubles à demi-rideau.
2 planchettes d'objectif.
1 objectif rectiligne aplanétique.
1 étui de diaphragmes.
1 pied de campagne très solide.
1 voile noir, pour mise au point.

3 sac de toilette.
3 cuvettes d'ébonite dur.
1 mesure graduée.
1 châssis presse pour l'épreuve.
1 lanterne de laboratoire.
1 boîte plaques sensibles.
1 pochette papier sensible.
1 entonnoir en verre.
Assortiment d'accessoires, le tout pour faire des produits photographiques et tout ce qui est nécessaire pour faire de bonnes photographies.

Le matériel complet, essayé avant livraison, avec un cours de photographie à l'usage des débutants 125

LE MÊME, plus léger, plus fini, avec obturateur instantané 175

LE MÊME, plus solide, établi spécialement en vue de longs voyages dans les climats chauds et humides, recommandé aux Explorateurs 225

LE MÊME, avec chambre et pieds vernis, cuivre, fin montage extra-soigné, objectif extra-rapide, plaque et ressorts de sûreté, aux châssis, très léger, solide, recommandé aux voyageurs 275

LE MÊME, Modèle de l'Exposition 1889, spécialement établi pour groupes, portraits, paysages, reproductions, monuments et donnant des photographies 13 × 18, 9 × 12, 6 1/2 × 9 — des portraits d'album, cartes victoria, visite, — obturateur à vitesses variables, — viseur permettant de saisir un passage aussi bien le promeneur paisible qu'un cheval au galop, — glace dépolie quadrillée — niveau sur la queue, assurant la mise horizontale de l'appareil. Nous recommandons cet appareil d'une façon toute spéciale ; c'est l'appareil parfait : il allie à un prix excellent c'est celui qui à donné à tous les amateurs qui s'occupent de faire du bon travail, élément à s'entourer d'objets d'un cachet d'élégance et de bon goût. — Le matériel complet, garanti, essayé avant livraison, avec tous les accessoires 350

MALLE PHOTOGRAPHIQUE indispensable aux voyageurs, et contenant un appareil complet et tout ce qu'il faut pour opérer en 13 × 18 360

MÉDAILLE
Exposition universelle
PARIS
1889

CHARLES MENDEL, Fournisseur des Ministères

Membre du Jury à l'Exposition du Livre, Paris 1894

PARIS — 118 et 118 bis, rue d'Assas, 118 et 118 bis — PARIS

Envoi franco du Catalogue sur demande

www.ingramcontent.com/pod-product-compliance
Lightning Source LLC
Chambersburg PA
CBHW071843200326
41519CB00016B/4210

* 9 7 8 2 0 1 4 5 2 4 6 6 6 *